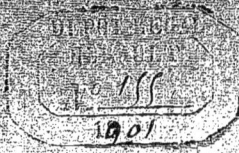

Dr L. CASTAGNÉ

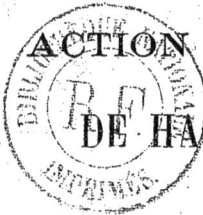

ACTION DES COURANTS
DE HAUTE FRÉQUENCE

SUR

LA TUBERCULOSE

MONTPELLIER
IMPRIMERIE CENTRALE DU MIDI
Hamelin Frères
—
1901

T 77e

ACTION DES COURANTS

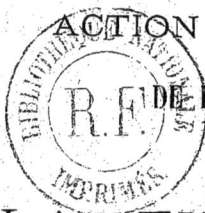

DE HAUTE FRÉQUENCE

SUR

LA TUBERCULOSE

ACTION DES COURANTS

DE HAUTE FRÉQUENCE

SUR

LA TUBERCULOSE

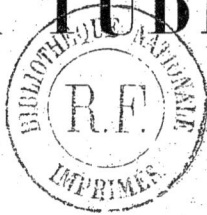

PAR

L. CASTAGNÉ

Docteur en médecine

Ex-Interne des Hôpitaux de Perpignan

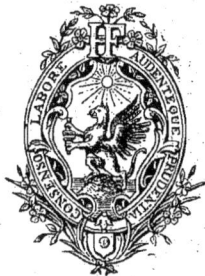

MONTPELLIER
IMPRIMERIE CENTRALE DU MIDI
(HAMELIN FRÈRES)
—
1901

A LA MÉMOIRE DE MA MÈRE

A MON PÈRE

A MA SŒUR

A MON BEAU-FRÈRE

A MES AMIS

L. CASTAGNÉ.

A MONSIEUR LE PROFESSEUR VILLE

A MONSIEUR LE PROFESSEUR AGRÉGÉ BERTIN-SANS

L. CASTAGNÉ.

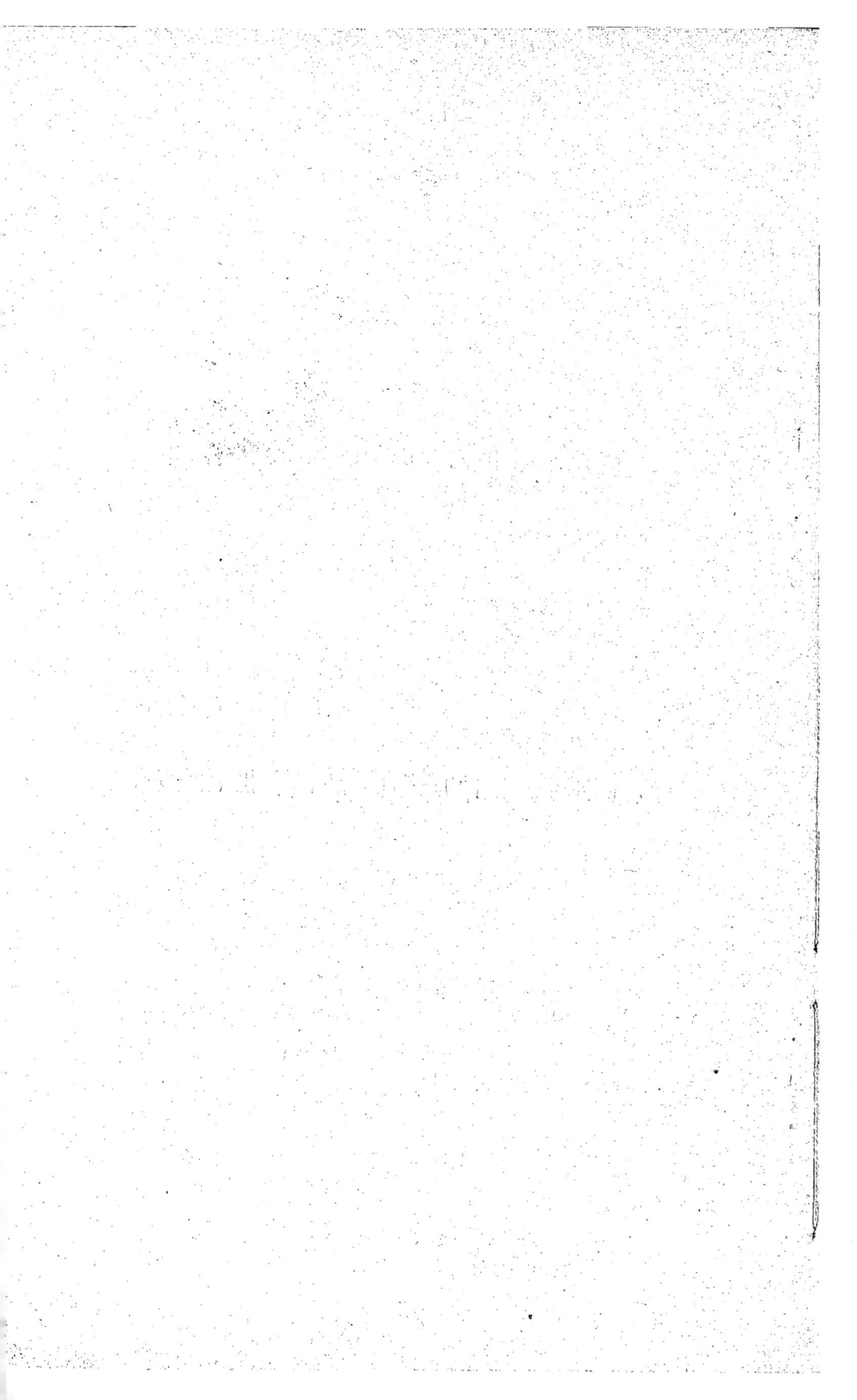

AVANT-PROPOS

Parmi les nouveautés thérapeutiques d'actualité, les tentatives de traitement de la tuberculose par les courants de haute fréquence nous ont paru comporter une étude d'ensemble dans laquelle seraient présentés aux médecins les documents que nous avons pu recueillir sur cette question.

Si le rapprochement des faits épars dans les publications scientifiques et que nous avons réunis dans ce travail ne permet pas d'apporter encore des conclusions définitives sur l'efficacité de cette nouvelle forme de l'énergie électrique contre une maladie aussi décevante que la tuberculose, il ressortira, du moins, de cet ensemble de faits une nouvelle preuve de l'action profonde de ces courants.

Nous avons donc choisi comme sujet de notre thèse de doctorat l'histoire de ce point spécial des applications thérapeutiques des hautes fréquences, autant pour servir à l'étude des nouveaux traitements de la tuberculose, que comme contribution à l'étude plus générale de l'action de ces courants sur l'organisme malade.

L'aimable accueil que nous ont fait MM. Imbert et Bertin-Sans, qui dirigent avec autant de zèle que de talent le service d'électrothérapie de l'hôpital Suburbain de Montpellier, nous avait, d'ailleurs, vivement intéressé à l'étude des hautes fréquences, introduite par M. d'Arsonval dans la pratique électro thérapique.

Que ces Maîtres, auxquels nous devons et le sujet de notre travail et de précieux renseignements, nous permettent de leur exprimer ici toute notre reconnaissance.

M. le professeur Granel, qui nous a témoigné dans le cours de nos études de nombreuses marques de sympathie, et qui nous fait le grand honneur de présider au dernier acte de notre scolarité, nous permettra également de le remercier de l'intérêt qu'il nous a toujours porté.

Que M. le professeur Ville, qui a toujours fait preuve d'une grande bienveillance à notre égard, que MM. les docteurs Massot et Fines, dont nous avons été l'interne à l'hôpital civil de Perpignan, veuillent bien accepter l'hommage de notre affectueux dévouement.

Il nous est aussi agréable d'adresser nos plus vifs remerciements à notre ami et compatriote, le docteur J. Denoyés, préparateur du service d'électrothérapie et de radiographie, qui a bien voulu nous communiquer les documents nécessaires pour la composition de ce travail.

Enfin, nous tenons à dire à notre ami, le docteur I. Sagols, combien nous éprouvons de regrets à nous séparer de lui.

INTRODUCTION

Généralités sur les courants de haute fréquence. Principes de leur production. Propriétés physiques et physiologiques.

Avant d'entrer dans l'exposé des faits qui se rattachent à l'action des courants de haute fréquence sur la tuberculose, il nous paraît nécessaire de donner quelques détails d'historique, et quelques notions générales sur ces courants.

Les courants de haute fréquence ont été introduits en physiologie et appliqués aux usages thérapeutiques grâce aux admirables travaux de d'Arsonval.

Pour faire l'historique de cette découverte, il suffirait de parcourir les nombreuses communications du savant professeur du Collège de France, relatives aux effets des différentes formes de courant sur les phénomènes d'excitation neuromusculaire.

C'est, en effet, au cours de ses recherches sur la caractéristique de l'excitation, que M. d'Arsonval a été amené à élever de plus en plus la fréquence des courants alternatifs. Et déjà, en 1888, il avait entrevu le résultat auquel il est arrivé dans la suite : à savoir qu'avec un nombre d'excitations suffisamment élevé à la seconde, toute réaction neuro-musculaire serait supprimée.

La réalisation seule d'un dispositif permettant d'obtenir les hautes fréquences l'avait empêché de vérifier cette conception que lui avaient inspirée ses recherches.

Le vibrateur de Herz permit d'atteindre un nombre de périodes déjà très élevées.

D'Arsonval perfectionna le dispositif.

Au même moment, Tesla et Thomson cherchaient la solution du problème des hautes fréquences au point de vue industriel. Ces travaux étaient inspirés par le génie de Maxwel, car la théorie électro-magnétique de la lumière avait donné à cette question une haute portée économique.

C'est aux travaux de ces différents savants que l'on doit les rapides progrès réalisés dans cette voie.

Il ne rentre pas dans notre sujet de mentionner en détail toutes ces recherches et de décrire les appareils variés utilisés pour la production des hautes fréquences.

Il nous paraît nécessaire, d'autre part, de donner dans un rapide aperçu quelques notions générales sur ces courants, en nous limitant, bien entendu, à ce qu'il est utile de connaître pour leurs applications médicales.

DÉFINITIONS. — Les courants de haute fréquence sont des courants périodiques alternatifs caractérisés par leur grand nombre de périodes.

On sait que la période est l'intervalle de temps compris entre les deux moments où l'intensité est de même signe. La fréquence est le nombre de périodes par seconde.

PRINCIPE DE LA PRODUCTION DES COURANTS DE HAUTE FRÉQUENCE. — Tous les dispositifs adoptés, afin de produire les courants de haute fréquence pour les usages médicaux, reposent sur le même principe : la décharge oscillante d'un condensateur.

On sait, en effet, que la décharge d'un pareil système peut être oscillante, dans certaines conditions.

Ce phénomène, établi expérimentalement par Fedderson, a été démontré mathématiquement par W. Thomson, en 1855.

La condition nécessaire pour qu'il y ait oscillation est que la résistance R du circuit (conducteur et étincelle) satisfasse à la relation :

$$R < \sqrt{\frac{4\,L}{C}}$$

L représentant le coefficient de self-induction, et C la capacité.

MÉCANISME DES HAUTES FRÉQUENCES. — Pour faire comprendre le mécanisme de cette décharge, on a eu recours à plusieurs comparaisons, et notamment à la suivante. On a comparé la tension à laquelle est soumis le diélectrique d'un condensateur chargé à la tension d'un ressort. Si on supprime brusquement la cause qui produit la tension, le diélectrique, de même que le ressort, revient à sa position initiale, après avoir effectué un certain nombre d'oscillations. Pour empêcher le ressort d'osciller, il faut opposer une force à son mouvement; de même si on présente à la décharge d'un condensateur une résistance électrique suffisante, on rendra cette décharge continue.

Il suffira donc, pour produire des courants de haute fréquence, d'utiliser la décharge d'un condensateur satisfaisant à la formule de Thomson.

DISPOSITIFS UTILISÉS POUR LA PRODUCTION DES COURANTS DE HAUTE FRÉQUENCE. — Divers dispositifs ont été imaginés pour la production de ces courants. Il ne nous paraît pas utile de les décrire ici. Nous donnons simplement quelques indications sur l'appareil de d'Arsonval.

Un dynamo ou le secteur de la ville fournissent du courant alternatif sous 110 volts. Ce courant arrive au primaire d'un transformateur Labour.

Le secondaire fournit ainsi un courant dont la tension est élevée à 15.000 volts.

Les deux extrémités du fil secondaire sont reliées aux deux boules qui terminent le déchargeur (boules entre lesquelles éclate l'étincelle) A A' et sont, par là en communication avec les armatures internes des condensateurs.

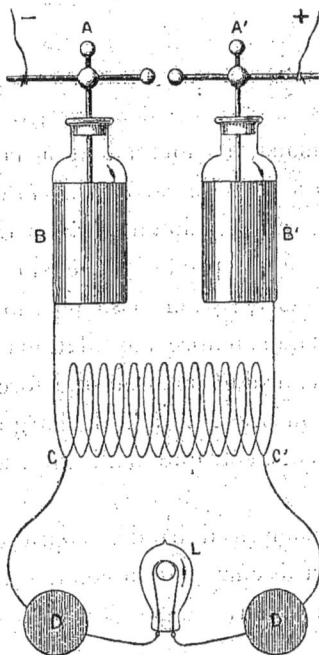

Fig. 1.

Les armatures externes des condensateurs B B' sont réunies par un petit solénoïde C C' en fil de cuivre dans lequel circule le courant de haute fréquence pendant que les condensateurs se déchargent entre les boules de l'éclateur. La disposition des condensateurs est donnée par la figure 1.

Il résulterait de la disposition même des différentes parties que nous venons d'énumérer que chaque fois que l'étincelle

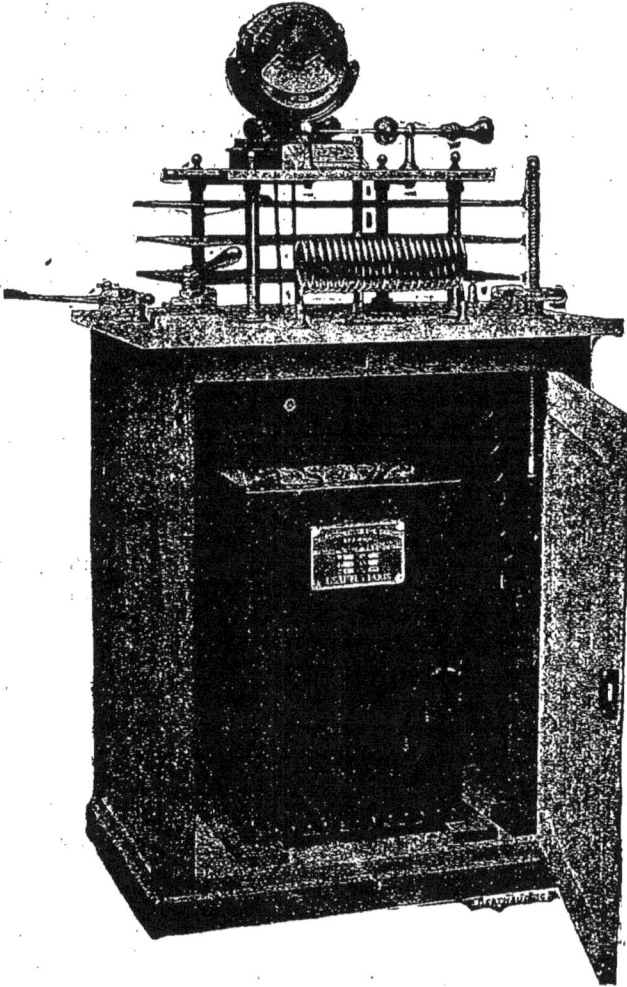

Fig. 2.
Meuble de haute fréquence. (On peut voir à l'intérieur le transformateur et la bobine de Self.)

éclate, le transformateur se trouverait fermé sur lui-même. Un arc jaillit en effet entre les deux boules, et laisse passer non seulement le courant de haute fréquence, mais encore le courant à basse fréquence émanant du transformateur.

Les boules du déchargeur seraient, de cette façon, rapidement détruites; le transformateur pourrait être brûlé et on consommerait inutilement du courant.

Pour éviter cet inconvénient, d'Arsonval a imaginé le dispositif suivant : il a intercalé *en série*, avec le primaire du transformateur, une bobine dont la self-induction est variable, grâce à un noyau de fer doux de dimensions appropriées qu'on peut déplacer à son intérieur. On peut ainsi régler l'intensité du courant qui traverse le primaire. En outre, une soufflerie projette de l'air entre les deux boules et souffle l'arc qui tend à s'établir. On obtient, dans ces conditions, un excellent fonctionnement.

La figure 2 représente le dispositif que nous venons de décrire. On peut voir sur cette figure les différentes parties de ce dispositif : les condensateurs supportés par des colonnes; le solénoïde qui se trouve sur le devant de l'appareil; le transformateur et la bobine de self, à l'intérieur du meuble.

PROPRIÉTÉS PHYSIQUES DES COURANTS DE HAUTE FRÉQUENCE. — Quel que soit, d'ailleurs, le dispositif adopté, les propriétés physiques de ces courants restent les mêmes. Nous citerons simplement, à cause de leur importance au point de vue des applications médicales :

1° Leurs effets d'induction extrêmement puissants;

2° Les phénomènes de résonance auxquels ils donnent lieu;

3° Leur propagation monopolaire, c'est-à-dire la facilité avec laquelle ils circulent en circuit ouvert.

DIFFÉRENTS MODES D'APPLICATION. — On distingue quatre modes différents d'application des courants de haute fréquence :

1° *Applications directes ou par dérivation.* — Ainsi que nous l'avons dit, des courants de haute fréquence parcourent le solénoïde qui fait partie de tous les appareils utilisés pour leur production et qui relie les armatures externes des condensateurs. Un sujet mis en dérivation sur ce solénoïde, relié par conséquent à deux spires différentes, sera traversé par ces courants.

On emploie, pour relier le malade au solénoïde, des électrodes métalliques de formes diverses, qu'on place dans les régions que l'on veut électriser ou dans leur voisinage.

On peut pour ces applications directes mesurer l'intensité au moyen d'un milliampèremètre universel de d'Arsonval. On fait varier l'intensité du courant en introduisant un nombre variable de spires dans le circuit dont fait partie le malade.

2° *Autoconduction.* — Le malade est placé à l'intérieur d'un grand solénoïde en cuivre dans les spires duquel circule le courant de haute fréquence. Dans ces conditions, le corps du malade, qui n'est relié en aucun point avec le circuit, est le siège de courants d'induction extrêmement puissants. Ces courants d'induction peuvent être mis en évidence par l'expérience suivante : On fait arrondir les bras au sujet placé dans le solénoïde et on lui fait plonger les mains dans deux cuves contenant une solution saturée de chlorhydrate d'ammoniaque légèrement alcaline ; dans ces deux cuves arrivent également les extrémités de la spirale d'une lampe à incandescence. Cette lampe est portée au rouge blanc par les courants induits dans les bras du sujet en expérience.

3° *Applications par condensation.* — Dans ce cas, le malade

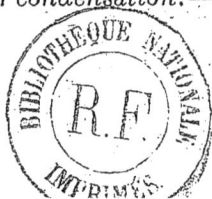

2

constitue l'armature d'un condensateur dont l'autre armature est voisine de lui. On peut réaliser ce dispositif au moyen d'un lit ou d'une chaise longue recouverts d'une lame métallique reliée à l'un des pôles de l'appareil producteur de H. F. Le malade, relié à l'autre pôle, est séparé de cette lame par un matelas isolant qui représente le diélectrique. L'ensemble forme condensateur.

4° *Applications locales sous forme d'effluve, d'aigrette ou d'étincelle.* — On peut, pour ces applications, prendre directement le courant sur le solénoïde de l'appareil producteur, au moyen d'un excitateur approprié. En réalité, on a le plus souvent recours à un résonateur qui sert à élever la tension, et que l'on interpose entre le malade et l'appareil qui fournit le courant.

Le résonateur est un solénoïde susceptible de fournir des courants de tension très élevée quand sa période propre coïncide avec celle de l'appareil générateur. Il faut, pour cela, réaliser un rapport déterminé entre la self-induction et la capacité des deux appareils. Ce rapport étant obtenu, l'accord se produit et l'on voit jaillir des effluves d'un fil de cuivre ou d'un excitateur reliés à l'extrémité libre du résonateur.

Dans la pratique on arrive à réaliser cette condition en faisant varier le nombre de spires soit du solénoïde primaire, soit du résonateur. Le schéma fourni par la figure 3 est suffisamment explicite.

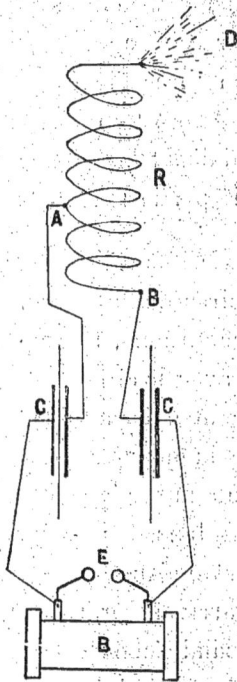

Fig. 3.

B. Bobine.
E. Eclateur.
C.C. Condensateur.
R. Résonateur.
A. Point mobile d'amenée du courant.
D. Effluve.

La disposition adoptée pour faire varier le nombre de spires varie avec les appareils des différents constructeurs. Dans les premiers modèles, un fil souple était muni d'une pince qu'on pouvait accrocher, à la main, à telle ou telle spire, suivant les besoins du réglage.

Dans l'appareil producteur de Gaiffe, dont nous donnons la

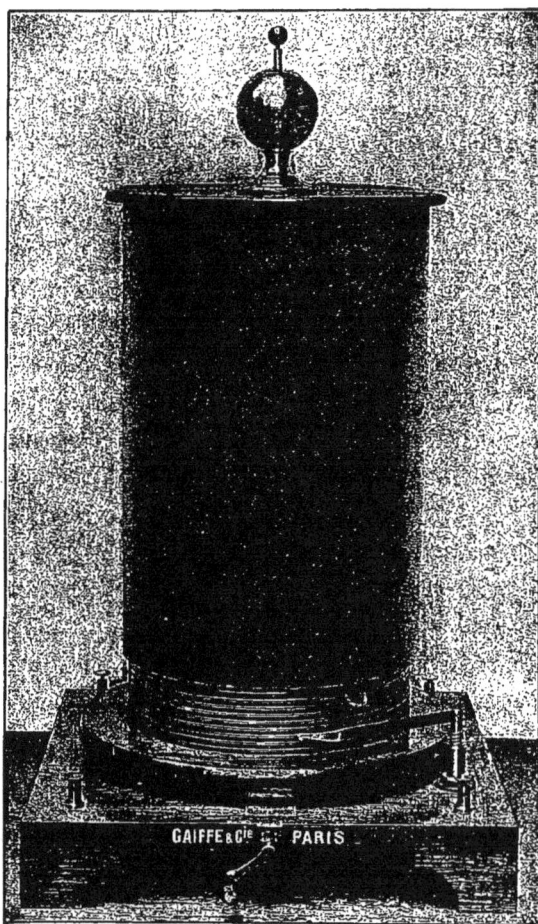

Fig. 4. — Résonateur du Dr Oudin, nouveau modèle.

reproduction (fig. 2), une tige rectiligne glisse dans le solénoïde de haute fréquence et prend contact par des ressorts
avec une spire différente, suivant la position qu'on lui donne.

Dans le résonateur nouveau modèle d'Oudin, le contact
glisse dans une rainure spiroïdale (fig. 4).

L'effluve et l'étincelle de haute fréquence sont, quand on
emploie le résonateur, beaucoup moins douloureuses que lorsqu'on utilise directement, pour les produire, le courant fourni
par l'appareil générateur.

PROPRIÉTÉS PHYSIOLOGIQUES. — 1° *Action sur le système
nerveux*. — *a*) Les hautes fréquences sont caractérisées
par l'absence d'action sur la sensibilité générale et la contrac-
tilité musculaire. Cette propriété singulière est démontrée par
une expérience élégante de d'Arsonval. Si l'on interpose
dans le circuit de hautes fréquences, en même temps que le
corps de trois ou quatre personnes, quelques lampes à incandescence (125 volts 1 ampère), les lampes s'allument sans que
les sujets ainsi traversés par les courants accusent la plus
légère sensation ou présentent la moindre contraction musculaire.

Deux théories ont été proposées pour expliquer ce résultat. La première, d'ordre physique, attribuait cette absence
d'action au défaut de pénétration du courant. On sait, en
effet, que les courants alternatifs ont d'autant plus de tendance
à se propager à la surface du conducteur que leur fréquence
est plus élevée. Mais cette loi, applicable aux conducteurs
métalliques, aux bons conducteurs, n'est pas applicable au
corps humain. D'autre part, cette hypothèse est en contradic-
tion avec les modifications profondes de la nutrition consécu-
tive au passage du courant. On a donc adopté une explication
d'ordre physiologique due à d'Arsonval. D'après lui, les nerfs
sensitifs et moteurs ne sont pas organisés pour répondre à

un nombre d'excitations à la seconde aussi élevé que celui qui caractérise ces courants. Ce fait n'est d'ailleurs pas isolé, et nous savons que les nerfs optique et acoustique ne sont impressionnés que par des mouvements vibratoires d'une certaine vitesse; le nerf optique, en particulier, est aveugle pour l'infra-rouge et l'ultra-violet;

b) Par contre, le système nerveux vaso-moteur est fortement influencé. On observe d'abord de la vaso-dilatation, et bientôt après de la vaso-constriction.

2° *Action sur la circulation.* — Les hautes fréquences produisent d'abord un abaissement de la tension artérielle et plus tard une augmentation de la tension.

3° *Action sur la respiration.* — Ces courants provoquent une augmentation du nombre et de l'amplitude des mouvements respiratoires, et ils augmentent notablement l'absorption d'oxygène et l'élimination d'acide carbonique.

4° *Action sur la sécrétion urinaire.* — La quantité d'urine émise, de même que le taux des diverses substances habituellement dosées (urée, phosphates, etc.) augmente sous l'influence des courants de haute fréquence.

ACTION DES COURANTS

DE HAUTE FRÉQUENCE

SUR

LA TUBERCULOSE

L'historique des recherches entreprises dans le courant de ces dernières années afin de déterminer l'action des courants de haute fréquence sur les microorganismes ou leurs produits de sécrétion, nous paraît devoir constituer un préambule naturel à l'exposé de leurs applications au traitement d'une maladie essentiellement infectieuse comme la tuberculose.

Après un rapide aperçu historique des applications de ces courants au traitement de la tuberculose, nous rapporterons successivement les résultats obtenus.

1° Sur la tuberculose expérimentale ;
2° Sur la tuberculose pulmonaire ;
3° Sur la tuberculose chirurgicale ;
4° Sur la tuberculose cutanée.

CHAPITRE I

Action des courants de haute fréquence
sur les microorganismes et les toxines.

M. d'Arsonval avait démontré, par ses expériences sur la levure de bière, que les êtres monocellulaires pouvaient être influencés par les courants de haute fréquence. Il entreprit alors avec M. Charrin une nouvelle série de recherches afin de déterminer l'action de ces courants sur les microorganismes.

Leurs premiers résultats parurent en 1893 (1). Ayant placé une culture de bacille pyocyanogène dans un solénoïde dans lequel ils faisaient passer un courant à haute fréquence, ils constatèrent que, si la forme et les fonctions pathogènes du bacille n'étaient pas modifiées, du moins le pouvoir sécrétoire des pigments était atténué. En effet, au début de l'expérience, ils semèrent sur un premier tube d'agar deux gouttes de la culture. Après 10, 20, 30 minutes, ils portèrent cette culture sur un second, sur un troisième, sur un quatrième tube; d'Arsonval et Charrin purent ainsi se rendre compte que, tandis que les premiers tubes offraient une teinte d'un bleu-vert intense, les deux derniers présentaient un reflet

(1) Comptes rendus Société de biologie, 1893.

verdâtre peu accentué. Le pouvoir chromogène avait donc été touché.

Trois ans plus tard (1), les mêmes auteurs firent connaître les résultats de nouvelles expériences, expériences portant alors sur la toxine diphtéritique. Du solénoïle, reliant les armatures extérieures des condensateurs de leur appareil, partaient deux fils de platine amenant le courant de haute fréquence à un tube en U en verre. Ce tube, qui contenait la toxine, était plongé lui-même dans un vase contenant de l'eau glacée pour empêcher tout échauffement du liquide pendant le passage du courant. Ayant électrisé ainsi pendant un quart d'heure une toxine diphtéritique très active, ils injectèrent 2cc,5 de cette toxine à trois cobayes : trois autres cobayes à qui on avait injecté la même toxine, mais non électrisée, servaient de témoins. Les trois témoins moururent en 20, 24 et 26 heures, tandis que parmi les cobayes qui avaient reçu la toxine électrisée, l'un eut une survie plus longue que celle des témoins et les autres n'étaient pas malades neuf jours après l'inoculation. « Les courants à haute fréquence avaient donc atténué sensiblement la toxine diphtéritique, en l'absence de toute action chimique, par simple ébranlement moléculaire. Il y a lieu d'espérer, disait M. d'Arsonval, qu'on pourra les rendre assez puissants pour détruire ou atténuer les toxines dans l'organisme malade. »

A la suite de ces expériences, toujours en 1896, Marmier fit à son tour une série de recherches sur cette question, mais d'après lui l'action des hautes fréquences sur les microorganismes et leurs produits de sécrétion était due simplement à l'élévation de température produite par le passage du courant.

M. d'Arsonval entreprit alors de nouvelles expérienc s en

(2) Comptes rendus Société de biologie, 1896.

plongeant les tubes dans des mélanges réfrigérants et en les maintenant dans le vide; il alla même jusqu'à la congélation. En 1899, il publia ses nouveaux résultats identiques à ceux obtenus précédemment. Il réussit notamment avec Phisalix à atténuer le venin de cobra dont l'atténuation par la chaleur aurait nécessité une température de $+ 150°$ en tube scellé. Ce n'est donc pas la chaleur, disait-il, qui atténue les toxines, « il s'agit plutôt de combinaisons et de décompositions alternatives extrêmement rapides se faisant dans la masse du liquide, de molécule à molécule, ne s'accompagnant d'aucun dégagement de produits libres pouvant agir chimiquement sur la toxine. »

Avant que ces derniers résultats ne fussent connus, d'autres auteurs avaient également entrepris des expériences sur le même sujet.

Dubois (de Reims), en 1897 (1), avait étudié l'action des courants de haute fréquence sur la virulence du streptocoque. Sa culture en sérum liquide était placée dans un petit sac suspendu à chaque extrémité par un fil de soie (2), dans un tube en verre en U très ouvert. Deux rondelles de charbon auxquelles étaient fixés les fils conducteurs fermaient les deux extrémités du tube. Pendant le passage du courant, le tout était plongé dans un bac rempli d'eau à la température de 20°. Expérimentant ainsi avec le même dispositif que celui employé par MM. d'Arsonval et Charrin, Dubois ne constata pas d'effet curatif, mais il trouva que les toxines avaient subi une atténuation considérable. A l'étranger, les expériences sur la même toxine donnèrent des résultats plus nets : Bonôme, Viola et Casciani, ont, en effet, réussi à rendre dix fois moins actif le

---

(1) Académie des sciences, 5 avril 1897 (*France méd.*, n° 16, p. 245, avril 1897).

(2) *Centralbl. f. Bakteriol.*, n°s 22 et 23, 1896,

produit de sécrétion du streptocoque, de plus ils ont pu fabriquer de l'antitoxine.

A côté de ces résultats positifs, certains expérimentateurs ont échoué dans leurs recherches.

MM. Doumer et Oudin ont fait quelques études récemment sur les bacilles d'Eberth, de Löffler et de Koch. Après avoir essayé l'autoconduction, le seul procédé qui avait été employé par tous les autres auteurs, ils ont employé l'effluve de résonance. « Nous ne croyons pas, disent-ils dans leurs conclusions, que l'effluvation de résonance soit bactéricide, et pour ce qui concerne l'atténuation des toxines par l'autoconduction, en raison des résultats contradictoires obtenus par les différents expérimentateurs, nous croyons que de nouvelles recherches sont nécessaires pour fixer la science à ce sujet. Nous croyons que, si on veut étudier l'action de la haute fréquence sur des micro-organismes ou des toxines, et faire de ces recherches le point de départ des travaux cliniques, ce n'est pas *in vitro* qu'il faut opérer, mais bien *in vivo*. »

En résumé, les courants de haute fréquence peuvent, dans certaines conditions, atténuer certaines toxines.

Il semble, en outre, d'après les expériences de d'Arsonval, Charrin et Phisalix, que cette atténuation ne doive pas être rapportée à une élévation de température du milieu, mais à des actions moléculaires, provoquées par le passage du courant.

CHAPITRE II

Historique des applications
des courants de haute fréquence au traitement
de la tuberculose.

Nous nous bornerons à donner, dans ce chapitre, un rapide aperçu de l'ordre dans lequel se sont succédé les recherches relatives à l'action des hautes fréquences sur la tuberculose.

Cet exposé chronologique nous permettra de rattacher, dans la suite de ce travail, les faits acquis jusqu'à ce jour aux quatre formes de tuberculose auxquels ils sont relatifs, sans plus nous préoccuper de l'ordre dans lequel ils ont été publiés.

Les recherches concernant le traitement de la tuberculose par les hautes fréquences sont de date récente.

En 1898, Catellani[1] nous fait connaître le résultat de quelques essais de ce traitement dans la tuberculose osseuse.

La même année, Oudin publie de observations de lupus tuberculeux traités avec succès.

En mai 1899, Südnick [3] rapporte quelques expériences relatives au traitement d'ulcères tuberculeux provoqués

---

[1] *La Riforma medic.*, nᵒˢ 48 et 49, 1898. — Analyse *in Archives d'électricité médicale*, juin 1898.

[2] Oudin, *Annales d'électrobislogie*, 1898.

[3] Südnick, *Action thérapeutique locale des courants de haute fréquence* (*Annales d'électrobiologie*, mai-juin 1899).

expérimentalement chez le cobaye, en même temps qu'une observation clinique.

En juillet 1899, Oudin (1) publie quatre observations de malades atteints de tuberculose pulmonaire chronique, et dont l'état s'est amélioré pour les courants de haute fréquence.

En février 1900, M. Doumer (2), dans une intéressante communication à l'Académie des sciences, dit aussi avoir obtenu de bons résultats par l'application de ces courants dans la tuberculose pulmonaire chronique. Il donne dix-sept observations.

Au Congrès international d'électrologie et de radiologie médicales, tenu en juillet 1900, M. Gandil (3) communique l'observation de deux malades qui ont retiré le plus grand bénéfice de ce nouveau traitement électrique.

Au même Congrès, M. Rivière (4) dit qu'il a obtenu de bons résultats aussi bien dans la tuberculose pulmonaire chronique, que dans la tuberculose chirurgicale.

MM. Lagriffoul et Denoyés (5) ont communiqué de leur côté au Congrès international de Paris (1900) et publié dans les *Archives* (6) *d'électricité médicale* les conclusions de

---

(1) Oudin, *Application thérapeutique locale des courants de haute fréquence et haute tension* (*Annales d'électrobiologie*, juillet-août 1899).

(2) Doumer, *Action du courant de haute fréquence et de haute tension sur la tuberculose pulmonaire chronique* (C. R. Académie des sciences, février 1900. —*Annales d'électrobiologie*, mars-avril 1900).

(3) Gandil, Communication au Congrès d'électrologie et radiologie médicales, Paris, 1900, 10e séance, 1er août.

(4) Rivière, Communication au Congrès d'électrologie et radiologie médicales, Paris, 1900, 10e séance, 1er août.

(5) A. Lagriffoul et J. Denoyés.— Communication au Congrès international de médecine de 1900 (Section de pathologie générale). — Les premiers résultats de ces expériences avaient été communiqués à la Société des sciences médicales de Montpellier, le 5 juin 1900.

(6) *Archives d'électricité médicale,* 15 novembre 1900.

leurs premières recherches relatives à l'action des courants
de haute fréquence sur la tuberculose expérimentale. Enfin
ces auteurs ont fait connaître dernièrement (1) les résultats
de leurs nouvelles expériences sur cette intéressante question.

Les faits consignés dans les différentes modifications que
nous venons d'énumérer seront exposés dans les chapitres
que nous consacrons à la tuberculose expérimentale, à la
tuberculose pulmonaire, à la tuberculose chirurgicale, à la
tuberculose cutanée.

(1) *Archives d'électricité médicale*, 15 juin 1901.

CHAPITRE III

Action des courants de haute fréquence sur la tuberculose expérimentale.

Expériences de Südnick. — Südnick a observé « les effets de haute fréquence sur les ulcères tuberculeux qui se produisent chez le cobaye au point d'inoculation de crachats tuberculeux. »

Il s'est servi du résonateur d'Oudin en employant soit un petit excitateur en verre, soit un stylet avec lequel il dirigeait les étincelles sur la plaie. Il a aussi utilisé les applications directes.

Cet auteur dit avoir obtenu au moyen des applications directes de meilleurs résultats qu'avec le résonateur. « L'emploi du résonateur ne produit pas d'effet manifeste, tandis qu'on obtient la cicatrisation rapide en employant le courant directement. J'ai observé en plus qu'après quelques applications, les bacilles de Koch et leurs toxines perdaient de leur virulence et n'étaient plus inoculables, fait que j'ai eu l'occasion d'observer dans un cas clinique ; cependant, je dois ajouter que cette atténuation n'était que locale et n'empêchait pas la marche progressive de la maladie. Mais, chez des cobayes tuberculisés auxquels j'appliquais des courants de H. F. au moyen de deux plaques placées, l'une sur le thorax, l'autre sur l'abdomen, j'ai observé chez les animaux électrisés

une survie de trois, quatre et six mois sur des animaux témoins. »

EXPÉRIENCES DE LAGRIFFOUL ET DENOYÉS. — Cés auteurs
ont poursuivi l'étude de l'action des courants de haute fréquence sur la tuberculose expérimentale dans un grand nombre de recherches dont nous résumons brièvement les
résultats.

Ils ont effectué leurs expériences sur des cobayes tuberculeux. Les inoculations ont été faites, suivant les cas, avec
une émulsion obtenue en broyant dans un mortier des ganglions tuberculeux et une rate criblée de tubercules enlevés
à un cobaye sacrifié à cet effet, et auxquels on ajoutait une
certaine quantité de bouillon, ou bien avec le produit de
raclage de cultures sur pomme de terre glycérinée.

Parmi les cobayes inoculés, certains étaient soumis à
l'action des courants de haute fréquence, d'autres servaient
de témoins.

Ces auteurs ont étudié, en même temps que l'action de
l'effluve, celle de l'autoconduction, et, pour chacun de ces
modes d'application, l'influence soit du traitement immédiat
(préventif), soit du traitement tardif (curatif). Enfin, dans
leurs dernières expériences, ils ont expérimenté un nouveau
procédé d'électrisation : l'effluve et l'autoconduction associés.

Les cobayes traités par l'effluve étaient maintenus sur une
planchette, et l'on promenait un pinceau de fils métalliques
fins reliés au résonateur Oudin (premier modèle) : au début,
au-dessus de l'aine et de la cuisse gauche ; dans la suite, au
devant du thorax, de l'abdomen et des membres postérieurs.
On s'attachait à éviter les étincelles.

Les animaux « soumis à l'autoconduction étaient enfer-
més, par deux, dans le résonateur d'Oudin (premier modèle)»,
que l'on mettait « en relation avec l'appareil producteur aux

lieu et place du grand solénoïde qui sert pour le traitement des malades par ce procédé. Dans ces conditions, une lampe de 30 volts 10 bougies, portée par un anneau en cuivre que l'on plaçait autour du résonateur, sans communication aucune avec le courant, s'allumait par induction. »

A la suite d'une première série de recherches, ces auteurs arrivent aux conclusions suivantes:

« D'une façon générale, les courants de haute fréquence ont eu une certaine efficacité dans la tuberculose expérimentale du cobaye.

» 1° *Effluve.* — a) Le traitement par l'effluve, appliqué dans certaines conditions, a donné de bons résultats.

» b) Ces bons résultats n'ont été constatés que chez les cobayes traités de la façon la moins intensive.

» c) Cette heureuse influence de l'effluve, appliqué modérément, s'est retrouvée aussi bien pour le traitement tardif que pour le traitement immédiat.

» 2° *Autoconduction.* — a) L'autoconduction, dans le cas de traitement immédiat, a donné de bons résultats, comparables à ceux de l'effluve à dose modérée.

» b) Dans le cas de traitement tardif, elle n'a donné que des résultats médiocres, inférieurs alors à ceux de l'effluve employé modérément.

» c) Le nombre et la durée des séances ne paraissent pas avoir eu sur les résultats obtenus une influence aussi grande que dans le cas de traitement par l'effluve.

» 3° Le traitement tardif, aussi bien par l'effluve que par l'autoconduction, a exercé une influence manifeste sur les ganglions, qui ont été trouvés moins volumineux chez les traités que chez les témoins (1). »

Une nouvelle série d'expériences a donné sensiblement les

(1) *Archives d'électricité médicale,* novembre 1900.

3

mêmes résultats, « sauf des différences minimes, expliquées, en général, par des détails d'expérience (1). »

En ce qui concerne l'association de l'autoconduction et de l'effluve, les auteurs font remarquer que ce nouveau procédé de traitement « ne paraît pas avoir accentué les effets de l'un ou de l'autre de ces modes d'application employés isolément. »

Enfin, il nous paraît intéressant de faire remarquer que, dans ces dernières recherches, les hautes fréquences ont été dirigées contre une tuberculose extrêmement rapide dans son évolution, et intense dans ses lésions. Néanmoins le traitement appliqué dans certaines conditions et notamment sous forme d'effluve à dose modérée, s'il n'a pas réussi à empêcher la généralisation, a du moins permis d'obtenir une atténuation manifeste de l'activité du processus tuberculeux.

(1) *Archives d'électricité médicale*, juillet 1901.

CHAPITRE IV

***

Action des courants de haute fréquence
sur la tuberculose pulmonaire.

Les différents malades dont nous allons rapporter les observations ont été traités par le même mode d'application des courants de haute fréquence. Il nous paraît utile, avant de pénétrer dans le détail des résultats obtenus, de préciser la technique, qui a d'ailleurs été indiquée dans chaque cas.

TECHNIQUE. — C'est à l'effluve et à l'étincelle de résonance qu'on a eu recours dans la plupart des cas.

Un excitateur relié au résonateur d'Oudin était promené au devant des téguments aux points correspondants aux lésions tuberculeuses. L'effluvation était aussi puissante que possible. La durée des séances, variable suivant les cas et avec chacun des auteurs, ne dépassait jamais 20 minutes. Elles étaient répétées tantôt tous les jours, tantôt tous les deux jours.

En outre, la plupart du temps, les séances d'effluvation étaient complétées par l'application d'étincelles dont on criblait la peau et qui amenaient une révulsion énergique, parfois même une véritable sinapisation.

M. Doumer s'est servi quelquefois des étincelles tirées directement du secondaire de Tesla.

Des appareils construits récemment permettent de faire des applications bipolaires d'effluve. Ce procédé aurait, d'après Oudin, quelques avantages. « Je crois, dit Oudin, que ce caractère bipolaire a le grand intérêt de créer une zone de densité plus grande du courant entre les deux pôles, quand on veut faire une application locale. Si je réunis le thorax d'un malade à un pôle du résonateur, et qu'avec l'autre j'effluve la région dorsale, les poumons du patient seront certainement le siège d'oscillations électriques plus énergiques que les jambes. Et comme je crois que, pour les applications locales profondes, il faut utiliser la plus grande somme d'énergie dont on peut disposer, il y a intérêt à se servir d'un résonateur bipolaire »

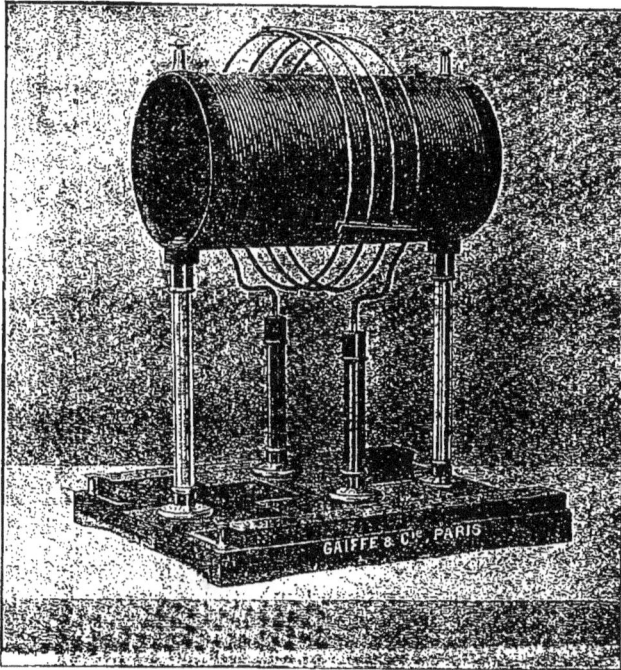

Fig. 5. — Nouvelle bobine bipolaire à haute tension du docteur d'Arsonval.

Au point de vue clinique, dans le cas où une action énergique est nécessaire, on pourra donc obtenir des résultats plus rapides avec l'appareil bipolaire qu'avec le résonateur ordinaire.

Divers modèles d'appareils ont été construits à cet effet; M. Rochefort en a présenté un dispositif au Congrès d'électrologie.

La maison Gaiffe a construit, sur les indications de M. d'Arsonval, une bobine bipolaire à haute tension représentée par la figure 5. Avec ce dernier appareil, la tension du courant employé est élevée par les effets d'induction. La bobine inductrice se déplace le long de la bobine induite. « Il suffit de placer la bobine mobile au milieu de l'induit pour avoir deux pôles ou deux effluves, et au contraire de placer la bobine à une extrémité, en réunissant le pôle de l'induit correspondant à la terre, ou, ce qui est mieux, au malade par une électrode morte, pour avoir à l'autre extrémité un seul effluve, très volumineux, très régulier et ne provoquant aucune étincelle désagréable (Gaiffe). »

Observation I

Publiée par M. Doumer. — *Annales d'électrobiologie* (mars-avril 1900)

Tuberculose pulmonaire

Augustine H., vingt-cinq ans, ouvrière à Roubaix, m'est adressée par M. le prof. Lemoine pour une tumeur du poignet d'origine bacillaire, en janvier 1896. Ce confrère me prévient en même temps que cette jeune fille est atteinte de tuberculose pulmonaire très nette, dans le cas où le traitement électrique auquel il me demande de la soumettre pourrait trouver dans cet état une contre-indication. N'en trouvant pas, je la soumets à des applications locales, avec le résona-

teur, sur les poignets. Au bout de peu de séances, la malade accuse
une telle amélioration, que l'idée me vient d'essayer si chez elle
des applications analogues faites au niveau de la cage thoracique
n'amélioreraient pas l'état des poumons. Comme je ne m'attendais pas
à une amélioration appréciable, je ne fis qu'un examen superficiel qui
corrobora d'ailleurs complètement celui de mon collègue. En effet, je
trouvai de la submcatité dans les fosses sous-claviculaires, des saccades
à l'inspiration, des craquements, de nombreux râles sous-crépitans
et, il m'a semblé, des râles cavernuleux ; c'est du moins l'indication
brève que je trouve sur mon cahier d'observations. La malade tousse
surtout le soir et le matin, et expectore, au lever, des crachats muco-
purulents. Peu ou pas de fièvre, mais des transpirations légères toutes
les nuits.

Le traitement fut commencé le 25 janvier et fut poursuivi à raison
de trois séances de dix minutes, trois fois par semaine, jusqu'en décembre de la même année.

Voici les indications que je relève sur mon cahier :

22 février. — Les transpirations ont disparu depuis plusieurs jours ;
la malade dit avoir meilleur appétit, de fait l'état paraît meilleur, la
figure paraît plus pleine et plus colorée, même état pour la toux.

15 mars. — L'appétit est devenu tout à fait bon et la malade mange
de tout sans répugnance. Moins de toux et expectoration presque
nulle. J'examine alors le poumon et je constate à ma grande surprise
la disparition des râles ; il y a encore des craquements.

La malade resta dans cet état jusqu'à fin juillet, où je cessai momen-
tanément le traitement. Lorsque je la revis en septembre, l'amélioration s'était maintenue, mais il y avait encore des craquements.

1er octobre. — La malade se trouve très bien. Elle s'occupe dans la
maison, l'état de ses mains le lui permet.

2 novembre. — La sonorité du poumon est redevenue presque normale, mais on perçoit encore de loin en loin quelques râles muqueux,
la respiration paraît moins rude et à peine saccadée.

Vers la fin de décembre (je n'ai pas mentionné la date), l'état restant
le même et étant d'ailleurs fort bon, je cesse le traitement.

J'ai souvent revu depuis cette malade ; son état est resté toujours bon.
L'examen des crachats n'a jamais été fait en raison des circonstances
particulières dans lesquelles ce traitement a été commencé, les poids
n'ont pas été non plus pris d'une façon régulière, cependant la malade
se trouve engraissée et elle l'est manifestement.

Elle a eu depuis deux bronchites aiguës qui ont évolué normalement et n'ont pas duré plus de trois semaines.

Observation II

Publiée par M. DOUMER. — *Annales d'électrobiologie* (mars-avril 1900)

Tuberculose pulmonaire

Mme T..., vingt-huit ans, institutrice à Roubaix, m'est envoyée par le docteur Prouvost (de Roubaix), son médecin, qui la soigne depuis plusieurs mois pour une tuberculose pulmonaire à la période de crudité.

La malade a commencé à tousser il y a sept mois environ, mais elle reconnaît qu'elle s'enrhumait facilement auparavant et que ses rhumes étaient toujours très lents à guérir. Père et mère sans tare tuberculeuse.

La malade, au moment où elle se présente à moi (décembre 1896), se plaint d'un enrouement persistant, d'une toux opiniâtre, d'une expectoration assez abondante, de manque de forces, d'essoufflement au moindre effort, d'une légère fièvre le soir et qui dure jusque vers le milieu de la nuit; elle a des transpirations. Léger amaigrissement. Cet état est tel que, depuis plus de deux mois, elle a dû cesser de remplir ses fonctions d'institutrice.

Elle a eu quelques crachements de sang.

Elle se plaint, en outre, de douleurs intercostales.

Elle a eu un enfant il y a quatre ans; les couches ont été normales.

A l'examen, on constate un amaigrissement notable de la cage thoracique, les côtes sont saillantes et les creux sous-claviculaires sont exagérés. De la matité dans la fosse sous-claviculaire gauche, de la submatité dans le creux sous-claviculaire droit, en avant. En arrière, de la submatité dans les deux fosses sus-épineuses. La respiration est voilée à droite, l'expiration est rude et saccadée.

A gauche, il y a, en outre, quelques râles sous-crépitans et des craquements secs. Bronchophonie.

En arrière, on constate des signes identiques, à l'intensité près, dans les deux fosses sus-épineuses.

L'appétit est médiocre, il y a un peu de dilatation stomacale. Palpitation, aucun bruit anormal au cœur.

Les traitements institués jusqu'à ce jour ont consisté en gouttes livoniennes, en créosote et en suralimentation. Depuis ces deux derniers mois, elle a fait des séances d'ozone, quinze minutes tous les jours. Sous l'influence de ces médications, l'état général s'est quelque peu amélioré, mais son médecin ne me cache pas les inquiétudes que lui donne sa malade.

On commence, le 19 décembre, le traitement par la haute fréquence; mais, comme l'appareil dont je puis disposer n'est pas très puissant, je ne me contente pas de faire des effluves, je tire de nombreuses étincelles des régions sous-claviculaires et sus et sous-épineuses.

Les séances ont lieu trois fois par semaine et durent de huit à dix minutes.

Dès le 3 janvier, la malade se déclare beaucoup mieux, la fièvre est moins forte, les quintes de toux sèche et brève sont moins fréquentes, et l'appétit commence à revenir. Elle n'a plus de transpirations nocturnes ni de névralgies intercostales.

L'amélioration se poursuit régulièrement sans arrêt jusqu'à la fin mars, où je juge bon de suspendre le traitement. Les signes sthéto-scopiques, à ce moment, sont très amoindris : il n'y a plus de râles ni de craquements ; on trouve cependant encore un peu de rudesse de l'expiration à gauche, rien à droite. La malade déclare avoir gagné en poids 2 kilos.

L'amélioration se maintient pendant tout le printemps de 1897 ainsi que pendant tout l'été ; la malade a pu reprendre ses fonctions et les remplir à la satisfaction de ses supérieurs. Au commencement de l'automne, fin septembre 1897, elle est prise d'une très forte attaque d'influenza, avec courbature, fièvre, bronchite aiguë. Dès qu'elle peut sortir, elle vient me trouver. A l'auscultation je ne constate rien autre chose que des signes de bronchite, gros râles muqueux et sibilances, et je jugeais inutile de reprendre le traitement par la haute fréquence, mais la malade le demande avec tant d'insistance, que je lui fais, pour la contenter, une dizaine d'applications.

Depuis le commencement de novembre 1897, je n'ai pas eu à la soigner de nouveau ; je la vois cependant très souvent. Son état général est resté bon, elle a continué à remplir ses fonctions avec exactitude. Elle ne s'enrhume plus l'hiver et la voix est redevenue claire.

Observation III

Publiée par M. OUDIN. — *Annales d'électrobiologie* (mars-avril 1900)

Tuberculose pulmonaire

Mme W..., vingt-deux ans. Je vois pour la première fois cette jeune femme en février 1899. Elle a commencé à tousser en juillet 1898, a eu, peu après son accouchement, plusieurs hémoptysies, dont l'une surtout assez abondante, et depuis lors elle n'a cessé d'aller de mal en pis. L'appétit est presque nul. La température monte à 39° et plus tous les soirs ; la toux continuelle empêche le sommeil ; une fois ou deux par semaine, en moyenne, les crachats sont teintés de sang. Dès que la malade s'endort, elle est de suite couverte de sueur. La maigreur et la faiblesse sont extrêmes, et depuis quinze jours elle peut à peine quitter son lit, gênée surtout par la dyspnée, dès qu'elle essaie de faire quelques pas.

A l'auscultation, submatité des deux sommets : à gauche, souffle rude et nombreux craquements humides et râles sous-muqueux s'étendant dans les deux tiers supérieurs du poumon ; à droite, le tiers supérieur seul est pris, craquements fins et respiration soufflante.

L'examen radioscopique montre les deux sommets littéralement farcis de noyaux tuberculeux, surtout abondants et confluents à gauche.

La malade habite Levallois, et depuis deux mois reste enfermée dans une chambre petite et non aérée.

Elle est dans un état tel, qu'il ne faut pas songer à la faire venir régulièrement à Paris, pour suivre le traitement ; aussi je commence par l'envoyer dans le Midi, avec toutes les recommandations d'hygiène nécessaires ; gavage, huile de foie de morue à haute dose, fenêtres ouvertes la nuit, journées passées étendue au soleil, etc. Elle revient au bout d'un mois déjà améliorée. La fièvre a beaucoup diminué, les forces sont un peu revenues. Il n'y a plus de sueurs, la dypsnée est beaucoup moindre.

Elle a engraissé de 2 kilos. Mais la toux persiste presque continuelle. Il n'y a plus eu d'hémoptysies, mais les signes stéthoscopiques sont restés les mêmes qu'au départ.

J'installe la malade à la campagne, aux environs de Paris, et ajoute à son traitement deux séances d'effluvation par semaine.

Au bout de trois semaines, la température n'est plus que 37°5. L'appétit est devenu extrême ; elle mange, dit-elle, toute la journée. Elle fait quatre gros repas par jour, mange huit œufs, prend quatre cuillerées d'huile de foie de morue. Je fais donner tous les jours un lavement d'huile créosotée.

Aujourd'hui, c'est une vraie transformation. Cette jeune femme a repris de la gaieté, un embonpoint relatif. Elle a engraissé en tout de 12 kilos ; très active, elle s'occupe toute la journée, dort dix heures par nuit sans réveil, ne tousse plus que deux ou trois fois le matin. Elle est absolument méconnaissable. Les règles ont reparu le mois dernier. Il n'y a plus de dyspnée, au point qu'elle peut chanter.

A l'auscultation, on a encore à gauche un peu de submatité, de l'expiration prolongée, et quelques rares craquements. A l'examen radioscopique, le sommet droit est redevenu transparent, et à gauche on n'a plus qu'une légère obscurité générale.

Ce qu'il y a de plus particulièrement intéressant pour le sujet qui nous occupe dans cette observation, c'est que, dès la première effluvation, la malade constata qu'elle ne toussait plus de la journée après la séance, et beaucoup moins le lendemain. Je sais bien qu'un traitement rationnel est venu aider la haute fréquence, mais je ne crois pas que sans elle j'aurais obtenu une amélioration aussi extraordinairement rapide.

Observation IV

Communiquée par M. GRANDIL au Congrès d'électrologie médicale, Paris 1900.

Tuberculose pulmonaire

Le 6 avril 1900, s'est présenté à ma consultation M. Ed. X., âgé de vingt-sept ans, comptable à Paris, en traitement dans un asile à Nice. Ses parents sont bien portants, ainsi que ses frères et sœurs.

Il y a dix-huit mois, à la suite d'une course en bicyclette, X... a contracté un « chaud et froid » ; deux mois après, il a commencé à tousser et à expectorer des crachats jaunâtres.

Au mois de septembre 1898, une première hémoptysie abondante est survenue ; X... a rendu la valeur d'une cuvette de sang environ. Il en a eu une deuxième, au mois de février 1899, à Paris. Il a de l'essoufflement en montant les escaliers, depuis sa première hémoptysie.

Au mois d'août dernier, X. a contracté une pleurésie aiguë, du côté gauche ; on l'a traité par des applications de pointes de feu.

Fin novembre, X. a eu, pendant un mois, des transpirations qui ont disparu ensuite.

Amélioration de l'état général et de l'appétit, depuis son séjour à Nice (fin février) ; le sommeil a toujours été assez bon.

X... a mené une vie de bureau ; il se donnait de l'exercice, le dimanche seulement, à bicyclette, parfois avec excès.

Au commencement de sa maladie, il a pris de la créosote, pendant une année environ, puis beaucoup d'huile de foie de morue, jusqu'à 10 à 14 cuillerées à potage par jour. Actuellement, depuis deux mois, il prend 10 cuillerées à potage de sirop de codéine, dans le but de calmer la toux et de faciliter le sommeil.

Actuellement, il tousse et il expectore abondamment des crachats jaunes verdâtres, surtout le matin. L'appétit et le sommeil sont assez bons ; essoufflement en montant les escaliers, garde-robes en diarrhée, trois fois par jour.

Auscultation. — Au sommet gauche sous-claviculaire, on perçoit de la submatité, des râles sous-crépitants, pendant l'inspiration principalement ; en arrière, du même côté, matité dans la partie supérieure, submatité en bas, bruit de souffle et gros râles caverneux, dans une étendue de 18 centimètres, à partir et au-dessous de la crête de l'omoplate ; voix caverneuse superficielle, dans le même espace, absence de bruit respiratoire en bas.

X... a commencé le traitement électrique le 6 avril ; suppression de l'huile de foie de morue et du sirop de codéine, effluves de haute fréquence avec le résonateur Oudin, sur le sommet du poumon gauche, trois fois par semaine (10 à 12 minutes chaque fois), tantôt en avant, tantôt en arrière, produisant une révulsion assez marquée de la peau ; aération continue dans la mesure du possible, le malade me faisant observer que deux autres malades couchaient dans la même chambre que lui.

Le 13, le malade est moins essoufflé en montant l'escalier ; l'appétit est meilleur, le sommeil bon. X... se plaint de douleurs dans le côté gauche, pendant les efforts de respiration. J'attribue cette douleur à des adhérences pleurales ; pour les rompre, je l'engage à monter l'escalier du château, escalier à marches peu élevées, garni de bancs pour se reposer au besoin.

Le 17, je constate une diminution de la toux et de l'expectoration.

Le 19, le malade se plaint de douleurs dans le côté gauche.

Le 21, la toux et l'expectoration sont en voie de diminution. Le sommeil est toujours bon, l'appétit s'est amélioré, la douleur du côté a presque disparu.

Le 23, X... monte facilement les escaliers; on constate un mieux continu, plus de douleurs dans le côté.

Le 25, X... raconte que la veille il a fait, sans s'arrêter, sans tousser ni cracher, l'ascension des 197 marches de l'escalier du château.

Le malade, qui pesait 60 k. 600 au commencement du traitement, ne pèse plus que 59 k. 600 ; il a donc perdu 1 kilog. Aussi je lui prescris la suppression de tout exercice un peu forcé, et le repos le plus complet possible, le jour, au soleil et au bord de la mer.

Le 30, le malade n'a plus d'essoufflement ; il se trouve très bien, il crache encore un peu.

Le 2 mai, le malade va bien; il a des garde-robes naturelles, une seule fois par jour.

Le 7 mai, l'état général est très bon.

Le 9, le poids corporel est remonté à 61 k. 500, soit un gain de 1 kilog.

Depuis le 24 avril, X... ne crache plus que quatre ou cinq fois par 24 heures, il ne tousse que pour expectorer.

A cette date, l'asile ferme ses portes, le malade est obligé de quitter Nice pour revenir à Paris. L'auscultation donne les résultats suivants :

A gauche, en avant, sous la clavicule, état normal ; en arrière, submatité dans le tiers supérieur ; en bas, respiration à peu près normale. Un peu de diminution de la sonorité et du murmure respiratoire, dans le tiers supérieur ; pas de résonance de la voix; quelques ronchus de catarrhe bronchique.

L'examen microscopique et bactériologique d'un crachat, fait le 10 avril par M. le docteur Beunat, a révélé des bacilles en grand nombre.

Le même examen, fait le 5 mai, a fait constater des bacilles de Koch en nombre moyen.

En résumé, voici un malade qui s'est présenté à moi le 6 avril dernier, porteur de lésions du sommet gauche qui dénotaient évidemment une infiltration de ce sommet, avec formation de cavernules, sans signes stéthoscopiques bien apparents à droite.

Un traitement par l'huile de foie de morue à très haute dose et par la créosote n'avait pas enrayé l'évolution progressive de la lésion pulmonaire, dont la nature tuberculeuse était attestée par l'examen bactériologique.

Ce malade n'était pas dans une condition de fortune qui lui permît de suivre le traitement hygiénique qu'on se plaît aujourd'hui à considérer comme la condition *sine quâ non* de l'efficacité des médications proprement dites antituberculeuses.

Il était en traitement dans un asile où on lui donnait une alimentation insuffisante, où, pendant la nuit, il se trouvait dans une atmosphère viciée, car il couchait dans un local qui servait de dortoir à trois tuberculeux.

On s'explique par là que malgré l'hygyène relativement satisfaisante à laquelle le malade était soumis, le jour durant (il passait son temps en plein air et ne se livrait à aucun travail), malgré un traitement par la créosote, malgré les fortes doses d'huile de foie de morue qu'il avait absorbées, son état général se trouvait fortement compromis.

En outre, l'essoufflement dont le malade était pris au moindre exercice physique, la fréquence et le caractère purulent de l'expectoration, la perte de l'appétit et du sommeil, attestaient suffisamment le degré de gravité atteint par la lésion locale.

Il ne sera pas inutile d'ajouter que le malade était devenu sujet à une diarrhée et à des troubles digestifs qui ne reconnaissaient d'autre cause qu'un commencement d'intolérance pour l'huile de foie de morue.

Tel était l'état du malade, au moment où j'ai jugé à propos de le soumettre à un traitement par les effluves de haute fréquence.

Aucun changement n'a pu être apporté aux circonstances de régime alimentaire et d'habitat que j'ai signalées à l'instant.

Par contre, toute médication interne a été supprimée.

Donc, un changement salutaire, s'il venait à se produire, ne pouvait être mis que sur le compte du traitement institué.

Or, déjà, au bout de sept jours de traitement, une amélioration notable était survenue dans l'état du malade : l'essoufflement provoqué par l'action de monter les escaliers avait diminué ; l'appétit était revenu (résultat auquel la suppression de l'huile de foie de morue n'était peut-être pas tout à fait indifférente) ; le malade dormait de nouveau d'un bon sommeil.

Un peu plus tard, le progrès de l'amélioration s'est traduit par une diminution de la toux et de l'expectoration ; le malade éprouvait encore de l'essoufflement, quand il montait un escalier.

Or, dès le vingtième jour du traitement, le malade pouvait gravir, d'une traite, les 197 marches d'un escalier en pierre, sans la moindre anhélation, sans toux ni expectoration.

Pour tout dire, son poids corporel avait légèrement diminué ; toutefois, ce résultat pouvait être attribué à la dépense, relativement considérable, de mouvement fournie par le malade. Aussi, je jugeais à propos de lui interdire tout exercice corporel un peu fatigant ; le traitement fut continué dans les conditions que je viens d'indiquer.

L'amélioration s'accentua de plus en plus, et, un mois après l'institution du traitement, la radiographie en fournissait une confirmation objective.

Le poids du malade avait augmenté de 3 livres. Depuis quinze jours déjà, le malade ne crachait presque plus (4 à 5 fois par 24 heures) et ne toussait plus que pour expectorer.

Je dois à la vérité de dire que les crachats contenaient toujours, mais en petit nombre, des bacilles de Koch.

Nous pourrions citer d'autres observations, mais il nous paraît que celles que nous venons de relater suffisent pour rendre compte des résultats obtenus.

Nous pouvons maintenant, comme l'ont fait les auteurs dont nous avons consulté les publications, analyser les faits observés et examiner quels sont les points importants qui ressortent de cette étude.

Les différents symptômes de la maladie ne sont pas atté-
nués simultanément par le traitement.

Les premières applications n'apportent pas de modifications profondes. M. Oudin cite bien le cas d'un de ses malades dont la toux fut très atténuée après une première séance,
mais en général ce n'est qu'après quelques jours de traitement qu'on peut constater une action sensible des hautes
fréquences.

La première amélioration que l'on constate le plus souvent
est une diminution des transpirations nocturnes ; ces transpirations finissent par disparaître vers la quinzième séance.

La fièvre vespérale s'atténue et disparaît à la même époque. « Transpiration et fièvre, dit M. Doumer, disparaissent
définitivement. Il est très rare d'en constater le retour. »

Avant la fin du premier mois, l'appétit commence à revenir
et augmente progressivement.

Vers le deuxième mois du traitement, la toux, qui empêchait le malade de reposer pendant la nuit, devient moins
persistante et moins pénible. Les quintes ne reviennent que
le matin et le soir, et encore sont-elles bien moins fortes
qu'au début du traitement.

On peut alors constater que l'expectoration a subi des
modifications particulières. Les crachats ne sont plus purulents, ils sont hyalins et muqueux. L'examen bactériologique
permet d'ailleurs de constater que ces crachats ne contien-
nent pas de bacilles en aussi grand nombre.

Il n'est pas jusqu'aux signes stéthoscopiques qui ne soient
amendés par les courants de haute fréquence. Les râles et
les craquements se raréfient, et dans beaucoup de cas disparaissent. Toutefois ce n'est guère que vers le troisième ou
le quatrième mois que l'on constate cette disparition.

Enfin, comme conséquence de l'atténuation des symptômes
que nous venons de passer en revue, l'état général du malade

s'améliore. Celui-ci cesse de maigrir, et ses forces reviennent petit à petit.

Telle est en général l'action des courants de haute fréquence sur la tuberculose pulmonaire chronique. Il est intéressant de noter que MM. Oudin, Doumer et Gandil, qui ont fait des recherches cliniques, chacun de leur côté, sont arrivés aux mêmes résultats. M. Rivière, qui a aussi employé la haute fréquence dans la tuberculose pulmonaire chronique, dit avoir aussi obtenu de bons résultats de ce nouveau traitement électrique : « Les malades soumis au traitement voyaient leur état général s'améliorer de jour en jour, et, dans certains cas, les lésions pulmonaires finissaient par disparaître cliniquement : Ces malades suivaient en même temps le traitement classique de la tuberculose, et on alternait les séances de haute fréquence avec les applications des rayons Rœntgen et des inhalations d'ozone. »

En somme, tous les auteurs qui ont appliqué les courants de haute fréquence au traitement de la tuberculose pulmonaire chronique prétendent en avoir obtenu d'excellents effets.

Faut-il rapporter au traitement par la haute fréquence l'amélioration notée dans la plupart des cas et la guérison symptomatique observée dans quelques circonstances ? La complexité des phénomènes morbides, la difficulté où l'on se trouve de rapporter à chacun des moyens employés sa part d'effet, ne permettent pas une réponse catégorique, s'appliquant à tous les cas.

Le plus souvent, les tuberculeux dont les observations viennent d'être rapportées, ont bénéficié, en même temps qu'ils étaient traités par les hautes fréquences, d'une hygiène meilleure, du repos, d'une médication appropriée. Certains ont été traités par des inhalations d'ozone, d'autres par des applications de rayons X.

Chacune de ces circonstances peut sans doute intervenir

dans l'explication des résultats obtenus. Il est juste néanmoins de faire les remarques suivantes :

: Pour ce qui est de l'hygiène et d'une amélioration des conditions générales de l'existence, le changement apporté à la vie ordinaire a été insignifiant ou nul chez plusieurs malades, dont les observations ont été publiées dans les travaux que nous avons consultés. Certains ont continué à vivre, en raison des exigences sociales, dans un milieu insalubre, ou à faire face à leurs occupations. Pour ceux-là, il est donc impossible d'invoquer l'influence d'une meilleure hygiène ou du repos.

En ce qui concerne les médications employées en même temps que les hautes fréquences (la suralimentation, l'huile de foie de morue, etc., l'inhalation d'ozone), tantôt ces moyens avaient été utilisés sans succès pendant un temps assez long, et l'amélioration n'est survenue que lorsque le traitement par la haute fréquence a été institué, tantôt ces moyens ont été supprimés, et le seul traitement appliqué a consisté en séances d'effluvation.

Il est donc naturel d'attribuer à la haute fréquence une part variable, mais parfois considérable, semble-t-il, dans les bons effets obtenus.

Les faits acquis sont, d'autre part, trop peu nombreux pour que l'action de cette forme de l'énergie électrique puisse être rigoureusement précisée.

La plupart des malades traités, ainsi que le fait remarquer Doumer, étaient dans la période de crudité. Quelques-uns avaient déjà dépassé cette première période et présentaient des signes très nets de ramollissement. Les résultats qui ont été publiés ne sont donc applicables qu'à ces périodes de la tuberculose.

Nous ne saurions trop le répéter d'ailleurs, les observations ne sont pas encore assez nombreuses pour servir de base à

4

une critique approfondie des indications et des contre-indications de ce nouveau traitement.

Nous attirerons simplement l'attention sur deux points : 1° c'est que les courants de haute fréquence pourront être *associés* avec avantage aux autres modes de traitement de la tuberculose pulmonaire chronique, et 2° que, dans certaines formes de phtisie pulmonaire, notamment la forme hémorragique, il faudra éviter, comme le fait remarquer Doumer, l'inhalation trop directe ou trop intense d'ozone. Il se produit en effet, pendant le fonctionnement du résonateur, un abondant dégagement d'ozone, que l'on sait être funeste dans de pareilles formes de tuberculose pulmonaire.

CHAPITRE V

Action des courants de haute fréquence sur la tuberculose chirurgicale.

TECHNIQUE.— Pour le traitement des tuberculoses chirurgicales, on a utilisé les courants de haute fréquence de deux façons différentes : en applications locales, et en applications directes ou par dérivation.

On a employé les applications locales sous forme d'effluve ou d'étincelle, comme dans la tuberculose pulmonaire chronique, et le plus souvent avec interposition d'un résonateur.

Lorsqu'on a utilisé les applications directes, le malade était relié, au moyen de deux électrodes métalliques placés dans le voisinage de la région à électriser, à deux points du solénoïde qui fait partie de tous les appareils producteurs de courants de haute fréquence. Ce solénoïde, qui relie les armatures externes des condensateurs, est parcouru, on le sait, pendant que ceux-ci se déchargent, par les oscillations de haute fréquence. Le malade, ou la région mis ainsi en dérivation sur ce solénoïde, sont traversés par le courant.

La graduation du courant dans les applications directes est obtenue en introduisant dans le circuit un plus ou moins grand nombre de spires du solénoïde. On peut ainsi faire varier l'intensité suivant les besoins.

Observation I

Publiée par Sübnick dans les *Annales d'électrobiologie*, mai-juin 1899

Abcès froid

Mlle N. N... Tuberculose pulmonaire avec bacilles de Koch dans les crachats. Au mois d'octobre 1896, elle s'est aperçue de l'existence d'une tumeur sur la septième côte droite, adhérente et dure. Trois mois après, elle a commencé à se ramollir au centre et la peau est devenue rouge. La douleur d'abord intermittente est devenue ensuite continue au point d'empêcher le sommeil pendant les trois nuits qui ont précédé les applications du courant de H. F. Immédiatement après, la douleur a cessé, et après la quatrième application la tumeur s'est ouverte spontanément, laissant écouler une grande quantité de pus épais avec lequel j'ai inoculé de suite trois cobayes. Leur autopsie, faite plus tard au laboratoire du professeur Susini, a donné des tubercules généralisés et des bacilles de Koch. Après quelques applications, la douleur a commencé à diminuer, la suppuration est devenue moins épaisse, et après la vingtième a été remplacée par de la sérosité avec laquelle j'ai inoculé trois cobayes, qui neuf mois plus tard ne présentaient encore aucun signe d'infection tuberculeuse.

Cette malade a été guérie de son abcès après vingt-cinq applications, mais la maladie générale a suivi son cours et la malade a succombé plus tard.

Observation II

Publiée par Rivière au Congrès d'électrologie, 1er août 1900. Dixième séance.

Adénite sous-maxillaire

M. X.., Écossais, d'une stature de géant, m'a été envoyé, il y a deux mois, par un honorable confrère de Paris. Il fut opéré, il y a un an, de ganglions tuberculeux du cou. La récidive était complète. Il portait à la région cervicale droite cinq ganglions un peu moins gros qu'un œuf de poule ; application quotidienne de longs effluves du résonateur Oudin de 5 à 10 minutes. Dès le lendemain, le liquide sorti des fistules avait changé de caractère. Au pus avait succédé la sérosité, et au bout de la dixième application les fistules avaient tari. Le cou se dégonflait de jour en jour, et à la trentième application, c'est-à-dire au bout d'un mois de traitement, il ne restait plus qu'un ganglion sublingual de la grosseur d'un œuf de pigeon. Le malade, obligé de s'absenter, cessa son traitement pendant un mois. Il m'est revenu au bout de cette période avec une fistule qui semblait venir du ganglion réfractaire. Après quatre nouvelles applications d'effluves, la fistule a tari, et le ganglion du cou a considérablement diminué de volume. Ce malade, comme tous les autres que j'ai soignés, m'a toujours dit que, sous l'influence des courants de haute fréquence, il voyait s'augmenter ses forces; l'appétit et le sommeil étaient également meilleurs.

Dans un article publié dans les *Archives d'électricité médicale* sur l'action thérapeutique des applications directes de hautes fréquences, par M. Denoyés, nous relevons parmi les cas de lésions articulaires traitées avec succès par ce mode d'application, les deux observations suivantes:

Observation III

(Observation recueillie aux consultations externes de chirurgie de M. le Prof. agrégé DE ROUVILLE et dans le service d'électrothérapie. — Publiée par M. DENOYÉS dans les *Archives d'électricité médicale*, 15 mars 1901.)

Hydarthrose tuberculeuse

Marguerite S..., douze ans.

Parents bien portants.

Antécédents personnels. — Fièvre typhoïde dans le jeune âge.

Histoire de la maladie. — A huit ans, première atteinte d'hydarthrose tuberculeuse au genou gauche. L'articulation est immobilisée pendant trois mois, après lesquels la malade reprend l'usage de son membre. A partir de ce moment, cependant, elle a éprouvé, de temps en temps, de la gêne et quelques douleurs dans le genou gauche, et elle est restée très sensible à la fatigue.

A onze ans, nouvelle poussée d'hydarthrose. Elle est traitée d'abord par les pointes de feu, puis par l'immobilisation prolongée pendant six mois. L'appareil servant à l'immobilisation est alors remplacé par un appareil orthopédique, et la malade est envoyée, en juillet 1899, aux bains de mer et à Balaruc, où elle prend également quelques bains de boue.

Le genou reste sujet à des récidives légères assez fréquentes. Les muscles de la cuisse sont atrophiés. Le membre inférieur gauche est très faible.

Le 19 janvier 1900, M. le professeur agrégé de Rouville adresse la malade au service d'électrothérapie.

Etat de la malade son entrée à l'hôpital (19 janvier 1900). — Le genou gauche est plus volumineux que le droit; il a pris une forme arrondie; les dépressions latérales de chaque côté de la rotule sont effacées. On constate de l'empâtement péri-articulaire. Au niveau du cul-de-sac supérieur, on rencontre un petit bourrelet dur roulant sous le doigt. Le choc rotulien est très bien perçu.

La jambe est maintenue dans l'extension par un appareil orthopédique. Quand on enlève cet appareil, on peut constater que les mouvements de flexion de la jambe sont à peu près impossibles. Si on essaie de les exagérer, on provoque de la douleur.

La malade ne peut pas changer le membre inférieur gauche de place; elle ne peut pas l'élever, par exemple, au-dessus de la chaise où il repose. Dans la marche, elle a besoin d'être soutenue du côté gauche.

Au repos, pas de douleur; mais la fatigue survient très vite à la suite de la marche, et les tentatives de mobilisation sont très douloureuses.

Si la marche est quelque peu prolongée, le genou enfle, et on est obligé de délacer l'appareil.

Périmètre de la cuisse gauche............ 36 centimètres

— droite............ 40 —

La peau du membre inférieur gauche a une teinte pâle et présente un développement exagéré de poils.

Examen électrique (21 janvier 1900). — Muscles examinés: droit antérieur et vaste interne.

L'excitabilité faradique est diminuée à gauche pour le droit antérieur et le vaste interne.

L'excitabilité galvanique est légèrement augmentée pour le droit antérieur gauche, diminuée pour le vaste interne gauche.

La secousse du droit antérieur est moins brusque à gauche qu'à droite. Celle du vaste interne gauche est manifestement lente. On constate, en outre, l'inversion pour ce dernier muscle.

Traitement et résultat du traitement.— A dater du 19 janvier, la malade est soumise à des applications directes de H. F. (séances de dix minutes, trois fois par semaine); l'intensité du courant employé varie de 400 à 500 ma.

Le 26 janvier (après quatre applications). — Les mouvements de flexion de la jambe sur la cuisse sont plus faciles et plus étendus.

Le 12 février (après neuf applications de haute fréquence). — Le membre inférieur gauche peut supporter un instant le poids du corps. En outre, l'appareil orthopédique étant enlevé, la jambe peut être fléchie à 45° environ sur la cuisse, et les mouvements ne provoquent aucune douleur dans l'articulation du genou.

Le 26 février (après dix-sept applications de haute fréquence). — La malade peut faire sans grande fatigue des marches beaucoup plus longues que par le passé; elle ne souffre pas, et le genou n'enfle pas.

Le 1er mars. — Nouvel examen électrique. L'excitabilité faradique est égale à droite et à gauche pour le droit antérieur; sensiblement égale des deux côtés pour le vaste interne. Les secousses ont repris avec une brusquerie normale. On n'observe plus l'inversion pour le vaste interne gauche.

A ce moment, les mensurations donnent les chiffres svivants:

Cuisse droite .... 40 centimètres.
— gauche............ .... 38 —

On continue encore quelques jours, jusqu'au 10 mars, les applications directes de H. F.; mais en leur adjoignant la faradisation des muscles de la cuisse.

Le 10 mars, on supprime définitivement le traitement de la haute fréquence et on ne poursuit que la faradisation.

Le 12 mai, la malade quitte le service d'électrothérapie. L'amélioration obtenue par la haute fréquence s'est maintenue. Elle a été notablement accentuée par la faradisation.

Périmètre de la cuisse gauche le 21 mai...... 39cm1.
— cuisse droite — ...... 40 centimètres.

Nombre total d'applications directes de H. F.: 21 ; de séances de faradisation ; 28.

Chez cette malade, la haute fréquence paraît avoir exercé une heureuse influence sur la lésion articulaire et l'atrophie musculaire à la fois. Lorsque la faradisation a été adjointe aux applications directes, les mouvements étaient déjà plus faciles et plus étendus ; le membre inférieur gauche avait plus de force (il pouvait supporter un instant le poids du corps) ; la cuisse avait gagné 2 centimètres de périmètre ; l'excitabilité faradique était redevenue sensiblement normale ; la lenteur des secousses avait disparu.

M. le professeur agrégé de Rouville a revu la malade huit mois après la fin de son traitement électrique. Elle n'avait pas eu de récidive et était en excellente santé.

Observation IV

Observ. recueillie aux consultations externes de chirurgie de M. le prof. L. IMBERT et dans le service d'électrothérapie de Montpellier; publiée par M. DENOYÉS dans les *Archives d'électricité médicale*, 15 mars 1901.

Ostéo-arthrite tuberculeuse

R... L..., trente-quatre ans, garçon de café.

Parents bien portants.

Le malade est petit, maigre, d'aspect assez chétif, sujet aux bronchites. Il a eu une adénite cervicale suppurée dont on voit encore la cicatrice non adhérente dans la région sus-hyoïdienne droite.

Histoire de la maladie. — Dans les premiers jours d'octobre 1899, la face dorsale de la main droite heurte une table de café. A la suite de ce choc assez violent, survient un gonflement douloureux de toute la région. Au bout de huit jours, ce gonflement diminue un peu, mais la région dorsale de la main reste encore assez tuméfiée et très douloureuse.

Le malade est traité par les pointes de feu et les badigeonnages à la teinture d'iode, qui amènent une légère diminution du gonflement.

Une radiographie faite le 15 décembre 1899 ne montre rien d'anormal au point de vue osseux. Dès lors, le malade s'abstient de tout traitement pendant quelque temps.

Le 15 février 1900, son état ne s'améliorant pas, il se rend aux consultations externes de chirurgie, où il est examiné par le professeur agrégé L. Imbert.

État du malade à son arrivée à l'hôpital. — Sur la face dorsale de la main droite, on constate une tuméfaction aux contours mal limités, qui paraît siéger en largeur sur les 2e, 3e et 4e métacarpiens. Elle s'étend en longeur de l'articulation radio-carpienne jusqu'au quart inférieur environ des métacarpiens. On voit à sa surface quelques veinosités. A la palpation, cette tumeur est dure et ne paraît produite ni par de l'œdème ni par des fongosités. Les trois métacarpiens moyens semblent fusionnés par leur extrémité supérieure. On ne sent pas les tendons.

Les masses musculaires de l'avant-bras sont très diminuées de volume.

Périmètre de l'avant-bras à 7 centimètres au-dessous de l'épitrochlée : gauche (côté normal), $21^{cm} 5$; droit, 17 centimètres.

Force musculaire nulle (ne peut pas saisir le dynamomètre).

Les mouvements actifs sont limités. Les seuls possibles sont des mouvements de flexion légère des deuxièmes phalanges, qui ne peuvent pas se mettre à angle droit avec les premières. Les premières phalanges ne peuvent pas se fléchir. Le malade ne peut donc pas fermer la main.

Les mouvements passifs sont aussi très limités pour les articulations radio-carpiennes, métacarpo-phalangiennes et phalangiennes.

Incapable de tout travail, le malade ne peut soutenir avec sa main le moindre objet. Il a essayé plusieurs fois de reprendre son métier et n'a pu soutenir un plateau, même sans le charger.

A noter, des douleurs spontanées avec irradiations dans le coude et l'épaule, plus fortes la nuit que le jour ; de la douleur à la pression et à l'occasion des mouvements.

Appareil respiratoire. — Matité au sommet gauche ; craquements. Submatité au sommet droit.

Traitement et résultats du traitement. — Envoyé le 15 février au service d'électrothérapie, il est traité par les applications directes de H F. (Une plaque d'étain moulée sur l'extrémité supérieure de l'avant-bras, une autre sur la main droite.) L'intensité a varié de 400 à 500 ma., et la durée des séances a été en général de dix minutes.

Le 26 mars, nouvelle radiographie. Elle paraît montrer une légère raréfaction dans les os de la main.

Le 15 avril, les mouvements actifs sont bien plus étendus; le malade peut fermer la main.

En mai, il reprend de temps en temps son travail. Il peut supporter quelque poids sur sa main ; mais, au début, il souffre encore à la suite de ses journées.

Il continue son traitement : les forces reviennent et les douleurs s'atténuent de plus en plus.

Le 8 juin, la tuméfaction de la face dorsale du carpe est moins dure et a beaucoup diminué de volume. Le périmètre de l'avant-bras droit est maintenant de 20cm5 (il a donc gagné 3cm5). Le dynamomètre marque : du côté gauche, 23; du côté droit, 8. Les mouvements du poignet sont encore un peu limités ; ceux des doigts sont absolument normaux et ne sont plus douloureux. Le malade peut reprendre définitivement son métier, ne se reposant que de loin en loin. A la suite de journées de surmenage, il n'éprouve qu'une légère douleur au niveau de l'éminence thénar, douleur qui disparaît après un jour de repos ou de travail moins pénible.

11 juillet. — A la suite de journées fatigantes, le malade se plaint de douleurs dans le carpe. Il est soumis à trois séances d'effluve de H. F., et on continue les applications directes. Les douleurs disparaissent.

Le 18 juillet, le malade quitte le service d'électrothérapie.

Nombre total d'applications directes: 40.

Nous revoyons le malade cinq mois après. Il n'a plus été obligé d'interrompre son travail. L'amélioration obtenue a persisté.

Observation V

INÉDITE

(Observation recueillie aux consultations externes de chirurgie de M. le professeur agrégé L. IMBERT, et dans le service d'électrothérapie de Montpellier. Communiquée par M. le docteur DENOYÈS, préparateur du service.)

Tuberculose osseuse de la diaphyse humérale

C... (Jeanne), vingt et un ans ; modiste.

Antécédents héréditaires. — Rien à signaler.

Antécédents personnels. — A onze ans, la malade est entrée à l'hôpital pour une coxalgie gauche. Elle a été traitée, après redressement, par l'immobilisation. La guérison a été obtenue avec ankylose complète. Elle nous dit avoir présenté pendant son séjour à l'hôpital une tuméfaction considérable à la face interne et au tiers supérieur du bras droit. Il s'était formé un abcès qui fut incisé et suppura abondamment pendant plusieurs jours. On voit, en effet, à l'endroit indiqué, la cicatrice de l'incision.

Les règles ont apparu à quatorze ans, sans jamais présenter rien de particulier.

Histoire de la maladie actuelle. — A partir de 1898, la malade a commencé à souffrir du bras droit, surtout pendant l'hiver. Elle ne s'est pas préoccupée d'abord de cette douleur, qu'elle attribuait à la fatigue occasionnée par la couture. Vers le mois de mai 1899 est apparue une légère tuméfaction de l'extrémité inférieure du bras, accompagnée de douleurs qui, pendant la nuit, étaient assez vives pour réveiller la malade. Dans la suite, cette tuméfaction a progressivement augmenté. Durant l'hiver de 1900, les douleurs devenant de plus en plus inquiétantes, la malade s'est décidée à voir un médecin, qui lui a proposé une intervention chirurgicale, à laquelle elle s'est refusée. Enfin, le 1ᵉʳ juin, la malade se présente aux consultations externes de chirurgie de M. le professeur agrégé L. Imbert.

État de la malade le 1ᵉʳ juin 1900. — On constate sur le bras droit une tuméfaction considérable, surtout apparente à 5 ou 6 centimètres au-dessus du coude et à la région postéro-externe. La peau ne présente pas d'altération. Au toucher, on trouve une tuméfaction dure, adhérente, et qui remonte de 2 ou 3 centimètres au-dessus de l'olécrâne, jusqu'à 12 centimètres environ le long de l'humérus ; elle contourne la face postéro-externe de l'os et mesure en largeur de 5 à 6 centimètres. On sent la moitié de l'humérus très élargie et renflée en massue. Au-dessus de ces limites, qui correspondent à la tuméfaction apparente à la vue, on trouve les contours de l'os très épaissis jusqu'à sa partie supérieure. Les parties molles peuvent facilement glisser au-devant de cette masse dure. On constate, en outre, en dehors du bord externe du biceps, à l'union du tiers inférieur du bras avec le tiers moyen, une petite tumeur à contours irréguliers, du volume d'une petite noix, que l'on peut aisément déplacer sur les plans sous-jacents et sur laquelle la peau est parfaitement mobile (peut-être un ganglion de siège anormal).

Périmètre maximum de la tuméfaction (bras droit) = 21 cm. 5.

Périmètre du côté sain (bras gauche) au même niveau = 19 centimètres.

Depuis quelque temps déjà, la malade ne se plaint plus de douleurs spontanées, ni la nuit, ni le jour. La pression est encore douloureuse. Le membre supérieur droit est beaucoup plus faible que le gauche. Il est facile de s'en rendre compte en faisant opposition aux mouvements des deux côtés. L'extension de l'avant-bras sur le bras est limitée. Dans la position extrême qu'il peut atteindre, l'avant-bras arrive à se fléchir de 25°. La malade a été obligée d'abandonner son travail.

Elle est adressée par M. le professeur L. Imbert au service d'électrothérapie de l'hôpital Suburbain de Montpellier, le 1er juin 1900.

A cette date, on fait une radiographie de l'humérus malade et de l'humérus sain. L'examen du cliché fournit les renseignements suivants :

L'ombre de l'os du côté droit ne présente pas son aspect normal. Quoique l'épreuve obtenue soit très nette, on ne distingue pas trace de canal médullaire. La transparence générale de l'os est donc modifiée sur toute son étendue. Les contours de l'ombre, surtout dans la partie qui correspond à la projection de la face postérieure de l'humérus, présentent des ondulations irrégulières. L'épaisseur de la diaphyse paraît augmentée, principalement à l'union du tiers inférieur avec le tiers moyen. Dans la région médiane, on observe, de loin en loin, surtout sur le tiers inférieur, des taches sombres qui correspondent à des altérations osseuses manifestes. Une de ces taches attire surtout l'attention. Elle siège à 4 centimètres environ de l'extrémité inférieure de l'humérus ; elle a la forme elliptique et mesure en hauteur 3 centimètres, en largeur 1 cm. 5. Sa transparence n'est pas la même sur toute son étendue.

Du côté de l'appareil respiratoire, rien d'anormal.

Traitement. — La malade est soumise, à dater du 1er juin 1900, à des séances d'effluves et d'étincelles de haute fréquence. Un excitateur constitué par un pinceau de fils métalliques fins, relié au résonateur Oudin (premier modèle) est promené à une faible distance des téguments sur toute l'étendue de la lésion. A la fin de chaque séance, la peau est criblée de petites étincelles qui provoquent une révulsion intense. Les séances sont renouvelées trois fois par semaine et durent généralement 10 minutes.

Le 20 juin, on constate que la tuméfaction a diminué. Dans la suite, l'amélioration progresse peu à peu. Le 2 juillet, le périmètre maximum n'est plus que de 19 cm 5 au niveau de la tuméfaction, qui est moins dure. En outre, la petite tumeur qu'on sentait sur la face externe du bras paraît avoir diminué.

21 juillet.— La tuméfaction n'est presque plus apparente à la vue. A la palpation, on trouve les contours de l'os épaissis sur une étendue de 3 à 4 centimètres. Mais, au-dessus de cette région, il semble qu'ils aient repris leurs dimensions normales. La petite tumeur isolée est nettement bilobée ; elle paraît formée de deux petits pois superposés. Son volume a donc considérablement diminué.

Les mouvements de flexion sont presque aussi étendus du côté malade que du côté sain.

Le 27 juillet, la malade quitte le service d'électrothérapie.

Le périmètre du bras est sensiblement le même à droite et à gauche (19 centimètres).

Une deuxième radiographie de l'humérus est faite, avant le départ de la malade. Cette nouvelle épreuve fournit les mêmes indications que la première sur la transparence générale et les contours de l'os. On constate cependant que les petites taches sombres ont beaucoup diminué. La tache la plus grande, décrite précédemment, et qui siège à 4 centimètres environ de l'extrémité inférieure de l'humérus se détache beaucoup moins des parties voisines. Ses limites se sont rétrécies et sa transparence, sauf en un point des dimensions d'une lentille, tend à se rapprocher de celle du reste de l'os.

La malade fait alors une saison de bains de mer. Elle reprend ensuite son travail, et passe l'hiver sans souffrir de son bras.

En janvier, un petit séquestre du volume d'un pois chiche est éliminé au niveau même de la tuméfaction, et huit ou dix jours après un deuxième séquestre tout petit est également éliminé au niveau de la cicatrice du premier abcès. (Voir l'histoire de la malade.) Nous n'avons pu recueillir sur ce point aucun renseignement précis.

En juin 1901, nous revoyons la malade. Elle a repris définitivement son travail et n'a jamais été obligée de l'abandonner. Son état général est excellent. Les mouvements de flexion et d'extension de l'avant-bras sur le bras sont normaux.

Le périmètre du bras gauche et du bras droit est le même des deux côtés au même niveau et mesure 20 centimètres environ. La peau et les parties molles ne présentent rien de particulier.

A la palpation, on trouve encore un certain épaississement de l'humérus. La pression aux points correspondants ne provoque pas de douleur.

Enfin on fait une troisième radiographie.

La transparence de l'os est plus uniforme que dans les épreuves précédentes. Les contours présentent encore des ondulations, mais les lignes en sont plus nettes. Des taches sombres, qui siégeaient surtout dans le tiers inférieur, il ne reste plus qu'une légère traînée extrêmement rétrécie, et dont la transparence est à peine différente de celle des parties voisines.

Les observations de tuberculose chirurgicale traitées par les courants de haute fréquence, que nous venons de rapporter, nous paraissent suffisamment démonstratives pour établir que ces courants peuvent, dans certaines conditions, donner d'excellents résultats, soit au point de vue de la restauration fonctionnelle, soit au point de vue de la lésion anatomique.

Ici encore, le nombre de faits acquis n'est pas suffisant pour que l'action des courants de haute fréquence sur la tuberculose chirurgicale puisse être précisée. Sans partager l'optimisme de Rivière, qui se déclare décidé à appliquer ce mode de traitement au mal de Pott ou à une tumeur blanche, nous considérons cependant les essais déjà effectués comme très encourageants. L'expérience de ce traitement mérite d'être poursuivie. Il serait à désirer que les effets que nous venons de signaler soient confirmés par des observations nombreuses. Si l'action favorable des courants de haute fréquence sur la tuberculose chirurgicale venait à être définitivement établie, la thérapeutique de ces affections serait ainsi enrichie d'un précieux moyen curatif, dans les cas où une intervention chirurgicale ne serait pas indiquée, et dans ceux où cette intervention serait refusée par le malade.

CHAPITRE VI

Action des courants de haute fréquence sur la tuberculose cutanée.

Les courants de haute fréquence ont été également utilisés dans le traitement des tuberculoses cutanées, et notamment dans le traitement du lupus.

Nous nous préoccuperons uniquement dans ce chapitre des cas de lupus vulgaire, laissant de côté les applications au lupus érythémateux.

Ces tentatives de traitement du lupus vulgaire par les hautes fréquences rentrent nécessairement dans le cadre de notre travail. Voici comment s'expriment, sur la nature même de cette affection, des auteurs d'une grande autorité en matièrede dermatologie :

« Rangé par les dermatologistes antérieurs à l'époque actuelle dans les scrofulides (scrofulides tuberculeuses), le lupus vulgaire est une des formes de la tuberculose cutanée. Il est constitué ordinairement par des tubercules (ce mot étant pris dans le sens de lésion élémentaire) évoluant vers un processus ulcératif ou cicatriciel (Chatelain) (1).»

« Cette affection cutanée, dit Gaucher (2), est très importante à connaître, car c'est peut-être la forme la plus fréquente de la tuberculose locale. La qualification de *tuberculeux* est

---

(1) Chatelain, *Précis iconographique des maladies de la peau*, p. 285.
(2) Gaucher, *Maladies de la peau*, tome I.

prise ici dans son sens dermatologique et morphologique ; tubercule est synonyme de nodosité. Mais, par un hasard singulier, il se trouve que cette dénomination est également vraie sous le rapport étiologique. Ce lupus n'est pas seulement tuberculeux par la forme de sa lésion élémentaire ; il est aussi de *nature* tuberculeuse ou bacillaire. Le lupus est, en effet, une tuberculose locale par inoculation cutanée. »

Observation I

Publiée par Oudin. — *Annales d'électrobiologie*, 1898

Lupus tuberculeux

Le 15 novembre 1896, M. le docteur Balzer m'adressait un malade de son service atteint de lupus pour essayer contre cette affection des rayons de Rœntgen. C'était un homme de quarante-deux ans, qui avait vu son affection débuter environ quinze ans auparavant. La face et le cuir chevelu étaient totalement envahis, les ailes du nez, les paupières détruites, ulcérées. De larges surfaces exulcérées et croûteuses couvraient le front et la tête, suppurant, facilement saignantes; en somme, l'affection était en pleine marche évolutive, et il n'existait de cicatrices inertes que sur les joues, qui avaient été curettées et cautérisées l'an dernier. Outre cette énorme lésion ancienne, le malade en présentait sur le corps plusieurs bien isolées et relativement récentes : l'une au niveau de l'articulation métacarpo-phalangienne de l'index droit, s'étendant sur les faces dorsale et latérale du doigt et couvrant une surface à peu près égale à celle d'une pièce de 2 francs ; celle-là fut traitée par les rayons X et soumise deux fois par semaine, pendant trois mois, à l'action d'un tube de Collardeau placé à 5 ou 7 centimètres de la peau pendant 10 minutes pour chaque séance. Le seul résultat fut une phlyctène qui apparut après quelques semaines sur la face interne du pouce et sur l'éminence thénar et qui mit très longtemps à se cicatriser. Le lupus, non seulement ne fut pas enrayé, mais encore semble avoir pris une nouvelle activité.

En outre, le malade présentait entre les deux omoplates une plaque récente, datant de quatre mois, arrondie, de la taille de la paume de la main et en pleine évolution. Elle était couverte de croûtes épaisses sous lesquelles se faisait un suintement abondant de sérosité purulente ou sanguinolente. Sous cette croûte, le derme très épaissi, mamelonné, faisait une saillie très notable sur la peau saine environnante. C'est cette plaque seulement que je traitai par la haute fréquence à raison d'une séance tous les trois jours, séance de cinq minutes environ, en promenant sur les surfaces malades le pinceau de fils fins relié au résonateur.

Dès la quatrième séance, les croûtes étaient complètement tombées et ne se reformaient plus. Les démangeaisons douloureuses avaient cessé. Peu à peu les bourgeons diminuèrent et se flétrirent, et la peau reprit son aspect normal. Après trois mois de traitement, il ne restait plus à la périphérie de la plaque que quatre nodosités encore saillantes et un peu rouges; tout le reste avait disparu et était remplacé par de l'épiderme sain à peine un peu plus coloré que les tissus ambiants. A ce moment, le malade interrompit son traitement pour quitter l'hôpital et suivre un empirique qui lui avait promis une guérison merveilleuse; je ne l'ai plus revu, mais en trois mois cette plaque de lupus, en pleine évolution, sur un terrain particulièrement mauvais, était presque complètement guérie.

Observation II

Publiée par OUDIN. — *Annales d'électrobiologie*, 1898

Lupus tuberculeux

Hacquard, trente-trois ans, employé au gaz, a eu, en 1894, un chancre suivi de roséole et de chute légère des cheveux. Syphilis qui semble avoir été soignée régulièrement.

En 1887, étant au régiment, il s'est blessé au petit orteil et a eu une écorchure qui a duré deux mois. Il l'avait d'abord pansée avec de la toile d'araignée. En 1891, pendant l'hiver, il a eu de nouveau mal au même orteil et est entré à l'hôpital Saint-Louis, salle Bichat, où on a fait le diagnostic de lupus et où on l'a soigné par des bains et du grattage. Il est sorti à peu près guéri au bout d'un mois; et la gué-

rison a duré à peu près un an, puis le mal est revenu petit à petit,
très fort surtout depuis cinq mois. Il y a un mois, il alla trouver le
docteur Oudin pour se faire admettre à l'hôpital. De ce moment date
le traitement, deux séances par semaine, 4 à 5 minutes chaque fois,
il n'est nullement douloureux. Le malade dit constater déjà une
grande amélioration. Je le vois aujourd'hui, 12 mai, pour la première
fois.

Homme robuste et sain d'apparence. La lésion locale se présente
manifestement et sans place pour le doute comme une tuberculose
végétante de la peau, papillomateuse et croûtelleuse avec îlots d'irra-
diation excentrique. Le petit orteil est éléphantiasique et la lésion
s'étend le long du bord interne du pied jusqu'à deux travers de doigt
en avant de la malléole. Le quatrième orteil présente, à la région
saillante de sa face dorsale, quelques petites lésions eczématoïdes et
érosives, croûtelleuses, d'inoculations superficielles. Le troisième
orteil est hypertrophié et papillomateux. Le deuxième est rouge et
boudiné. Les végétations, les crevasses, l'état pachydermique repren-
nent entre le deuxième et le gros orteil qui présente aussi une large
plaque infiltrée et papillomateuse dans toute la région métatarso-pha-
langienne. Vaste îlot d'inoculation secondaire isolé à la face interne
du pied, autre îlot plus petit, plantaire, allant presque rejoindre celui
du petit orteil.

Toutes ces lésions qui, dit le malade, étaient le siège d'un suintement abondant avant le traitement, sont maintenant desséchées, et il
est certain que la tuberculose paraît en voie de régression.

12 juin. — Il y a certainement une très grande amélioration. Les
tubercules sont plus petits, desséchés, sans vigueur, rougeur ni douleur, surtout tout le long du pied sur les orteils, même amélioration
de la lésion qui a partout perdu son état floride. Les végétations se
sont aplaties, les papillomes ont presque disparu ; excepté en quelques
points, dans les plis qui unissent les orteils, par exemple. Partout
il y a affaissement et l'état lisse a reparu sur la plus grande partie
des lésions. Les papillomes sont secs, ils ne suintent que quand le
malade reste une semaine sans traitement (comme à la Pentecôte),
alors reparaissent le suintement, les démangeaisons et il a la sensation que l'état aigu reparaîtrait si l'interruption se prolongeait. L'électricité est bien tolérée, mais il y a des endroits plus sensibles les uns
que les autres. Cela chauffe, dit-il, pendant les deux heures qui sui-
vent, c'est plus sensible, mais le lendemain le mieux est manifeste.

4 juillet. — L'amélioration continue de plus en plus nette. Il n'y a plus de saillie ni d'ulcération, tout est affaissé, aplati, sec. Les tubercules sont bien isolés dans leurs placards en îlots, mais très petits, desséchés, affaissés, rétractés sans aucune activité ni inflammation. Il est certain que le processus est en voie de régression et de latence. Le dos du deuxième orteil, qui était ulcéré et végétant, semble guéri.

Quelques saillies végétantes, mais petites, desséchées, sans aucune rougeur, existent encore dans l'espace qui sépare le gros orteil du deuxième, mais elles sont recouvertes d'épiderme. Ailleurs, là où existaient des lésions en pleine activité, on voit des couches plates d'épiderme dur comme celui d'un cor. J'essaie d'enlever cette carapace, la curette glisse et ne mord pas, il faut couper au bistouri.

D'autres documents ont été publiés relativement à l'action des courants de haute fréquence sur le lupus tuberculeux. Nous ne saurions entrer dans le détail des discussions que cette question a soulevées.

Brocq, Legros, Barthélemy, etc., etc., se sont occupés de ces applications. Nous avons voulu simplement rapprocher les résultats obtenus, dans cette forme de tuberculose cutanée, de ceux que nous avons signalés dans les chapitres précédents.

CHAPITRE VII

Mécanisme de l'action des courants de haute fréquence sur la tuberculose.

Nous ne saurions mieux faire, pour rendre compte des théories émises sur ce point, que de citer la communication de M. Doumer et le rapport de MM. Doumer et Oudin au Congrès d'électrologie médicale (Paris, 1900).

Il nous semble, en effet, que la question doctrinale soulevée par les essais d'interprétation de cette influence des hautes fréquences est commune aux différentes formes de tuberculose que nous avons successivement envisagées

« Toute discussion sur le mode d'action des courants de haute fréquence et de haute tension, dit M. Doumer, sur la marche et l'évolution de la tuberculose pulmonaire chronique serait prématurée, car trop de facteurs non encore élucidés entrent en jeu.

» Cependant, en raison des conclusions erronées que l'on a tirées des résultats ci-dessus annoncés, je crois utile de passer en revue les hypothèses que l'on peut faire pour les expliquer. Les uns ont voulu, en effet, y voir une confirmation des recherches de MM. d'Arsonval et Charrin, sur le pouvoir microbicide des courants de haute fréquence et de haute tension; d'autres sont même allés plus loin et les ont données comme découlant logiquement de ces mêmes recherches et leur empruntant, sinon une inspiration initiale, tout au moins une base scientifique. L'une et l'autre opinion sont erronées.

» Pour pouvoir trouver dans mes recherches la confirmation du pouvoir microbicide des courants de haute fréquence et de haute tension, il faudrait que les résultats auxquels elles m'ont conduit ne puissent s'expliquer que par cette action microbicide ; or il n'en est rien, car on peut les expliquer aussi soit par l'action de l'ozone, qui se dégage abondamment au cours de ces applications et que les malades respirent, soit par une action de ce courant sur l'organisme entier, dont ils augmenteraient la résistance. »

MM. Doumer et Oudin, d'autre part, dans leur rapport au Congrès d'Électrologie médicale, déclarent « que le pouvoir microbicide des courants de haute fréquence est incertain ; il serait d'ailleurs bien extraordinaire que ces courants de haute fréquence et de haute tension, qui ne paraissent avoir sur la cellule animale, pourtant si sensible et si fragile, aucune action nuisible, aient le pouvoir de détruire des organismes pathogènes qui sont d'une nature végétale et par conséquent plus résistants.

» Mais, en dehors de ces raisons purement théoriques et auxquelles nous ne devons attribuer qu'une valeur très secondaire, il en est d'autres tirées de l'observation clinique qui nous paraissent devoir trancher définitivement cette question. Dans tous les cas de tuberculose pulmonaire que nous avons suivis attentivement, nous avons toujours constaté que l'amélioration se produisait bien longtemps avant qu'il nous fût possible de constater, non pas la disparition des bacilles, mais même leur diminution, alors même que ces derniers avaient conservé toute leur virulence et toute leur nocivité.

» On pourrait encore tirer en faveur de l'opinion que nous soutenons ici, un argument très grave de ce fait, que toutes les tuberculoses locales ne se comportent pas vis-à-vis des

5*

courants de haute fréquence comme la tuberculose pulmonaire, que, notamment, les tuberculoses articulaires, c'est-à-dire d'organes relativement peu irrigués où les phénomènes de phagocytose sont très diminués, ne sont que très peu influencés par des applications de la nature de celles qui agissent si bien dans la tuberculose pulmonaire chronique. »

Ce dernier argument, tiré du manque d'action des courants de haute fréquence sur certaines formes de tuberculoses locales, et notamment sur la tuberculose articulaire, ne nous paraît pas être de nature à faire accepter l'une des hypothèses émises plutôt que l'autre.

Il est loin d'être prouvé, en effet, que les hautes fréquences exercent sur ces dernières localisations de la tuberculose une influence beaucoup moindre que sur la tuberculose pulmonaire.

Il faut remarquer d'abord que les observations de tuberculose chirurgicale publiées jusqu'à ce jour sont moins nombreuses que celles de tuberculose pulmonaire.

D'autre part, les quelques observations de tuberculose chirurgicale que nous avons pu recueillir nous paraissent au contraire démontrer d'une façon assez nette la possibilité d'obtenir dans ce cas une amélioration franche et même une guérison.

Il nous semble d'ailleurs que, quelles que soient les localisations de la tuberculose sur lesquelles porte l'expérimentation, l'explication des résultats est soumise aux mêmes difficultés.

Quels que soient les cas que l'on envisage, l'amélioration obtenue peut être considérée soit comme la conséquence d'une augmentation des moyens de défense, soit comme le résultat d'une action directe sur le microbe.

En l'état actuel de la question, il n'est pas possible de fournir une explication rigoureusement scientifique de phénomènes aussi complexes.

CONCLUSIONS

Les faits que nous venons d'exposer ne permettent pas de préciser le mode ou le degré d'action des courants de haute fréquence dans chacune des formes de tuberculose que nous avons envisagées. Des conclusions catégoriques ne pourront être rédigées sur ce point qu'après de nouvelles recherches expérimentales et cliniques.

Il nous paraît cependant logique de tirer de cet exposé les conclusions suivantes :

1° Les faits relatés au cours de ce travail constituent une nouvelle preuve de l'action profonde des courants de haute fréquence sur l'organisme malade ;

2° Au point de vue spécial de l'action de ces courants sur la tuberculose, les résultats obtenus soit dans la tuberculose expérimentale, soit dans la tuberculose pulmonaire chronique, soit dans la tuberculose chirurgicale, soit dans la tuberculose cutanée, doivent encourager à poursuivre les recherches entreprises dans cette voie ;

3° Le mécanisme de l'action des courants de haute fréquence ne saurait être élucidé d'après ces premières recherches. Les deux explications qui en ont été fournies ne sont, d'ailleurs, pas incompatibles ;

4° Quelle que soit l'interprétation adoptée dans la suite, les faits observés jusqu'à ce jour n'en conservent pas moins toute leur valeur.

INDEX BIBLIOGRAPHIQUE

Apostoli et Berlioz. — Action thérapeutique générale des courants alternatifs de haute fréquence (C. R. Académie des sciences, 29 avril 1895).

— Sur l'action thérapeutique générale des courants alternatifs de haute fréquence (Congrès médical international de Moscou, août 1897).

Arsonval (d'). — Action physiologique des courants alternatifs (Société de biologie, 2 mai 1891).

— Relations entre les qualités physiques de l'excitation électrique et ses effets physiologiques (Revue internationale d'électrothérapie, mai 1891. Archives de physiologie, 1892).

— Recherches d'électrothérapie. La voltaïsation sinusoïdale (Archives de physiologie, 1er janvier 1892).

— Sur les effets physiologiques comparés de divers procédés d'électrisation. Nouveaux modes d'application de l'énergie électrique. La voltaïsation sinusoïdale. Les grandes fréquences et les hauts potentiels (Bulletin de l'Académie de médecine, mars 1892).

— Production des courants de haute fréquence et de grande intensité, leurs effets physiologiques (Société de biologie, 4 février 1893).

— Sur la mesure des champs électriques à haute fréquence (Société de biologie, 5 février 1893).

— Action des courants alternatifs à grande fréquence (Archives de physiologie, 1893).

ARSONVAL (D') Action physiologique et thérapeutique des courants de haute fréquence (C. R. Académie des sciences, 6 juillet 1896).

— Revue internationale d'électrothérapie, mai 1897.

— Les courants de haute fréquence et de haute tension (Séance de la Société française de physique, mai 1892).

— Action physiologique et thérapeutique vivante (*in* Pathologie générale de Bouchard, t. I, 1895).

ARSONVAL (D') et CHARRIN. — Action des courants induits de haute fréquence sur le bacille pyocyanique (Société de biologie, 6 mai 1893).

— Action des courants de haute fréquence sur l'économie malade (Société de biologie, 4 juillet 1895).

— Action des courants de haute fréquence sur les toxines bactériennes (C. R. Académie des sciences, 10 février 1896).

BORDIER. — Précis d'électrothérapie, 1897.

BROCQ. — Traitement des dermatoses et des maladies de la peau par la petite chirurgie et les agents physiques, 1898.

BOINET et CAILLOL DE PONCY. — Recherches sur les effets thérapeutiques des courants à haute fréquence. (Société de biologie, 31 juillet 1897).

CALMELS. — Thèse Paris 1898 : Traitement du lupus érythémateux par la haute fréquence.

CATELLANI. — La Riforma medica, nos 48 et 49, 1898.

DENOYÈS. — Propriétés thérapeutiques des applications directes des courants de haute fréquence. (Archives d'électricité médicale, nos du 15 mars et du 15 avril 1901).

DOUMER. — Traitement de la tuberculose par les courants de haute fréquence (C. R. Académie des sciences, 26 févier 1900).

— Action des courants de haute fréquence et de haute tension sur la tuberculose pulmonaire chronique (Annales d'électrobiologie, mars-avril 1900).

DOUMER et OUDIN. — Rapport sur les propriétés physiologiques et thérapeutiques des courants de haute fréquence et de haute tension (Congrès international d'électrologie et de radiologie de Paris, juillet 1900).

EULENBURG. — Communication sur les courants de haute fréquence de d'Arsonval (Société de médecine interne de Berlin, 5 février 1900).

GANDIL. — Traitement de la tuberculose pulmonaire par les courants de haute fréquence et de haute tension (Congrès international d'électrologie et de radiologie de Paris, juillet 1900).

GAUTIER et LARAT. — Les courants alternatifs de haute fréquence en thérapeutique (Revue internationale d'électrothérapie, juin 1896).

LAGRIFFOUL et DENOYÉS. — Communication à la Société des sciences médicales de Montpellier, juillet 1900. — Analysé in Nouveau Montpellier médical, juillet 1900.

— Communication au Congrès international de médecine, Paris 1900. Section de pathologie générale.

— Archives d'électricité médicale, novembre 1900.

— Archives d'électricité médicale, juillet 1901.

MOUTIER. — Action des courants de haute fréquence au point de vue de la tension antérielle (C. R. Académie des sciences, 2 août 1897).

OUDIN. — De l'action des courants de haute fréquence et de haute tension sur quelques dermatoses (Société de dermatologie 3 août 1894).

OUDIN. — Action thérapeutique locale des courants de haute fréquence (C. R. Académie des sciences, juin 1897).

OUDIN. — Action des courants de haute fréquence dans les maladies de la peau et des muqueuses (Archives d'électricité médicales, 1898).

OUDIN. — Sur le résonateur et sur l'effluve de résonance (C. R. de l'Académie des sciences, 1898).

OUDIN et LABBÉ. — Des courants alternatifs de haute tension et haute fréquence en électrothérapie (Médecine moderne, 5 octobre 1892).

L. OLIVIER. — Les expériences de d'Arsonval sur les propriétés physiques et physiologiques des courants alternatifs (Revue des sciences pures et appliquées, 15 mai 1894).

PHYSALIX ET D'ARSONVAL. — Les venins se comportent comme les toxines sous l'influence des courants de haute fréquence (Société de biologie, 29 février 1896).

RIVIÈRE. — Guérison de la tuberculose et des cancroïdes de la face par les courants de haute fréquence et les effluves du résonateur du docteur Oudin (Congrès international d'électrologie et de radiologie de Paris, juillet 1900).

SUPNIK. — Actions locales des courants de haute fréquence (Annales d'électrobiologie, mai-juin 1899).

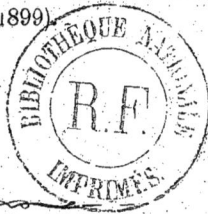

www.ingramcontent.com/pod-product-compliance
Lightning Source LLC
Chambersburg PA
CBHW071248200326
41521CB00009B/1681